BRUNO FABBRI

EL SEXO COMO DEPORTE

Tratado de medicina deportiva aplicada al sexo

Guía práctica de entrenamiento para los encuentros más importantes
y rehabilitación para los fracasos más vergonzosos de
nuestras vidas

Este libro está dedicado a la memoria de nuestro querido amigo Roberto Gualazzi, cuyo fallecimiento nos arrebató, entre otras muchas cosas, el placer de envejecer juntos...

"... Quiero, sin embargo, recordarte como eras, pensar que aún vives, quiero pensar que aún me escuchas, que como entonces sonríes...".
(Francesco Guccini, cantautor)

INDICE

ADDA PASSA' 'A NUTTATA

La noche tiene que pasar

Los exámenes nunca terminan. Nunca tan cierto, especialmente ahora que las feministas y la revolución sexual nos han enfrentado de repente y cruelmente a la cruda realidad, eliminando milenios de dulces y cómodos privilegios machistas-sexistas.

Ahora ya no podemos hacer trampas, ya no podemos permitirnos que nos pillen desprevenidos, todo hay que decirlo, por el fracaso humillante e insoportable. Y con este sistema de Internet ultrarrápido, podrías jurar que todo el mundo lo sabría en diez minutos.

No hace falta negarlo, los hombres están acorralados. Durante miles de años hemos conseguido ocultar nuestras evidentes carencias y nuestra apatía. Han venido en nuestra ayuda noble y maravillosos instrumentos que ahora, ya no podemos, por desgracia, explotar: primero estaba el garrote, que cuando se usaba correctamente, donde trabaja el dentista, impedía que las mujeres expresaran opiniones desagradables. Luego hicimos uso del conocimiento, la cultura de la que las mujeres fueron sabiamente y durante mucho tiempo apartadas por nuestros antepasados. La Iglesia también nos ha ayudado mucho en esta meritoria labor.

Hasta el siglo XI, la obsesión por el calendario matrimonial nos ofrecía excusas válidas para no realizar, como exigía íntimamente la nuestra dama, una práctica sexual continua. Se vivía en una especie de paraíso: nada de relaciones sexuales los miércoles, viernes y sábados de cada semana. Prohibidos estaban entonces los domingos, pero también todas las fiestas y vigilias principales, los cuarenta días de Cuaresma, los veinte días de Adviento, el período de la menstruación, los últimos meses del embarazo y los cuarenta días posteriores al parto.

Si luego añadimos que, como predicaba el buen obispo César de Arlés (estamos dispuestos a jurarlo ante un tribunal que se llamó así aunque no sabemos si es el protector de las mujeres embarazadas), *"No solo se comporta como un buen cristiano que observa la castidad durante muchos días antes de recibir la Eucaristía, sino que no conoce a su mujer, sino por el deseo de tener hijos"., porque toma esposa no por su propia lujuria, sino para procrear hijos"*

En resumen, ni siquiera estábamos obligados a esforzarnos por dar a la hembra una pizca de placer, tenían que hacerlo *"no para complacerme a mí, sino para complacer a Dios"*.

Haciendo la cuenta entre los días festivos, los embarazos y los días rojos, nuestro antepasado se salía con la suya una docena de veces al año.

Y una vez al mes, reconozcámoslo, parece una cantidad suficiente para que nos entren ganas de hacerlo y para que nuestra pareja olvide el bochorno del mes anterior. Sin embargo, no fueron solo los preceptos los que ayudaron a nuestros antepasados. También estaba el miedo al castigo divino, en forma de llama eterna. Los cristianos que transgredían se enfrentaban a una serie de terribles penitencias que parecían destinadas a salvar a los llamados a un compromiso erótico más frecuente. Para impartir y dosificar las penitencias, los sacerdotes utilizaban hacia el año 1000 los penitenciales, textos para uso de los confesores que no solo enumeraban las faltas, sino también los castigos relativos, en una especie de tabla de resumen en la que los más disolutos recibían más ayunos.

¿Has poseído a tu mujer en la posición en que se pone a los perros? Pues aquí se te condena a diez días a pan y agua. Sentencia que se duplicaba si el desafortunado se había aventurado a mantener relaciones sexuales durante la Cuaresma o poco antes del parto. A partir de esta magra dieta se puede entender por qué en aquellos años los hombres y las mujeres solo vivían una media de unos cuarenta años.

Hambre aparte, también es cierto que gracias a la fuerza bruta (primero), a la ignorancia (siempre) y a la Divina Providencia (más o menos en los últimos dos mil años), los representantes del sexo fuerte hemos conseguido salvar las apariencias con dignidad evitando la ignominia de escapar.

En verdad, algunos, erotómanos empedernidos, se han apartado de esa sana costumbre dictada por la parsimonia sexual que, pese a todo, nos ha permitido poblar la tierra con razonable cautela. Con su vigor amoroso, muchas veces se han arriesgado a poner en crisis al sistema que, afortunadamente, ha encontrado soluciones alternativas para que estos peligrosos sujetos den rienda suelta a sus bajos instintos y al mismo tiempo salven el honor de sus esposas y hermanas.

Y así fue como la sociedad se defendió creando otra de esas instituciones tan innovadoras y solo aparentemente revolucionarias: los burdeles. Aquí, al abrigo de miradas críticas, y bajo el lema de "pagar me permite non dar placer", se permitió al varón durante por unos siglos más evitar confrontaciones irritantes y actuaciones fatigosas. Un estado de bienestar psicofísico que desgraciadamente terminó con la aparición, en los recientes años sesenta, de la mujer sapiens, capaz de articular conceptos profundos como 'el sexo es mío y yo lo manejo'.

Ahora que todos los tabúes han caído, que el garrote está irremediablemente prohibido, que ninguna chica cree ya en "el maravilloso abrazo que dura como mucho dos minutos", todos terminamos inexorablemente en el diván del andrólogo.

Estamos viviendo años verdaderamente terribles. Las coartadas han caído, los burdeles también, y ya nadie puede sustraerse a esa obligación largamente eludida: hacer sentir placer al partner. Incluso las estadísticas parecen conspirar contra las debilidades humanas masculinas. No es el momento de ponerse a llorar, sino de mirar los números con complacencia, como si el asunto no nos concerniera: en 2016 un italiano hacía el amor una media de 102 veces al año, en 2018 bajó a 92, en 2020 parece que superamos ligeramente los ochenta abrazos.

Y como el picci-pocci suele durar 7 minutos, haga cuentas y se dará cuenta de que hemos perdido muy poco sueño, como cuando cambia el horario de verano. No hace falta llorar por el hecho de que casi el 30% de los italianos de entre 25 y 60 años tiene una disminución del deseo sexual, el 26% tiene problemas de eyaculación precoz, el 21% teme el coito y el 20% es impotente. No lo pensemos, son solo números y no importa si son reales.

Pero si no puedes evitar deprimirte y correr el riesgo de suicidarte, no te preocupes, hay una solución y no se llama píldora del amor. Es hacer deporte, correr, entrenar, no para ir a las olimpiadas, sino para acabar en la cama donde, si no tienes miedo de tu pareja, podrás evitar salir corriendo y embarcarte en un largo maratón lleno de (esperemos) satisfacciones y primeros premios.

Lo que encontrarás en este estudio rigurosamente científico realizado con paciencia y amor por el Dr. Bruno Fabbri te ayudará a subir al podio. Una lección de vida que le ayudará a estar preparado en los momentos más importantes, los que le ayudarán a vivir más e incluso mejor.

Después de leer este tratado, nadie podrá escapar: ni los hombres, que serán llamados a ser hombres de una vez por todas, ni las mujeres, que tendrán que olvidar los viejos dolores de cabeza, los dolores intercostales, las preocupaciones por el bebé que podría despertarse, la sopa que hay que calentar, la lavadora que hay que vaciar. Ya no habrá excusas para nadie y las ganas tendrán que volver a todos, incluidos los que tendrán que volver a actuar entre los muros de casa.

Así que preparémonos para ponernos nuestro traje de entrenamiento antes de terminar debajo de las sábanas con una muñeca y calzoncillos de diseñador. Para ayudarte, ten por seguro que estas páginas te proporcionarán no solo píldoras de sabiduría, sino un auténtico envase de aprendizajes y saberes, del que podrás sacar con ambas manos para interpretar la vida con mayor ligereza, dedicando más tiempo al sexo, a ti mismo (y no es cierto que ambas cosas no puedan coincidir a veces), al deporte, al entretenimiento sexual-deportivo.

Un consejo desinteresado: elige practicar asiduamente y con empeño la única disciplina competitiva capaz de darte alegría y un cincuenta por ciento menos de posibilidades de enfermar del corazón, precisamente el sexo. Se lo garantiza quien lleva cuarenta años haciendo el amor y, se lo puedo jurar, ha estado bien las tres veces. Y luego, como decía el dramaturgo napolitano Eduardo De Filippo, en definitiva, si "adda passa' 'a nuttata" "la noche tiene que pasar", ya que estamos, ¿por qué no pasarla en compañía?

Gianfranco Natoli

INTRODUCCIÓN NECESARIA

El amor penetra en lo más profundo, el sexo es solo cuestión de centímetros.
(Woody Allen, director)

En ningún otro campo que en el del sexo parece necesaria una introducción, al menos si queremos ceñirnos al *id quod plerumque accidit*, a lo que ocurre la mayoría de las veces. La discusión que sigue representa un punto de vista diferente a los ríos de tinta ya vertidos sobre el tema, que consideraremos como un evento atlético, respecto del cual se pueden utilizar criterios médico deportivos para alcanzar la mejor condición de salud y bienestar. El máximo rendimiento sexual y deportivo requiere un enfoque científico. Para ello, en la inseparable unión que constituyen la *psique* y el *soma*, en esa especie de *unicum* que es el hombre, haremos una escisión artificial, ocupándonos solo o predominantemente del aspecto somático, aun a costa de que se nos acuse de *reduccionismo biológico,* sin que por ello queramos subestimar el aspecto psíquico que constituye el patrimonio del individuo. En otras palabras, nos detendremos en el aspecto físico de la actividad sexual, con la convicción de que el cuerpo influye en la mente y de que el aspecto somato-psíquico es tan importante como el psico-somático.

Toda persona podrá alcanzar el máximo rendimiento sexual mediante un entrenamiento adecuado, exactamente de la misma manera que se puede optimizar cualquier otra forma de ejercicio físico. Podrá entonces poner un excelente estado de forma física, una optimización del atletismo sexual, a disposición de sus fantasías, deseos, afectos y sentimientos. El sexo como deporte, el erotismo como gimnasia erótica.

Por supuesto, son necesarias algunas premisas conceptuales y culturales para especificar y delimitar el alcance de este debate. Hay que hacer una distinción importante entre lo que es sexualidad y lo que es actividad sexual. El término *sexualidad se* refiere más específicamente a los aspectos psicológicos, sociales y culturales del comportamiento sexual humano, mientras que el término actividad *sexual* se refiere más específicamente a las prácticas sexuales reales.

Y nos ocuparemos de estas y de su mejora desde la perspectiva de la medicina deportiva.

El instinto sexual es un impulso poderoso, natural y fisiológico. La satisfacción de las necesidades sexuales es una meta universal, el sexo ocupa una gran parte de nuestros deseos, palabra y pensamientos. Solo los místicos, los contemplativos, los ascetas al precio de un considerable esfuerzo de sublimación son quizás capaces de prescindir del sexo, todos los demás aspiran a lo que es a todos los efectos una necesidad primaria. Esta inclinación no es una especie de decadencia cultural, sino una tendencia muy importante en nuestro proceso evolutivo, fuente de algunos de los momentos más sublimes de nuestra vida. Aparte del hombre, todos los animales saben que el principal objetivo de la vida es disfrutar de ella.

Se debe hacer una aclaración adicional con respecto a la visión cultural que considera la consecución del orgasmo, posiblemente pero no necesariamente al mismo tiempo que la pareja, como el objetivo último del acto o actos sexuales. El hecho de que este objetivo tenga fines procreativos o recreativos carece de interés en este debate y se deja al libre albedrío del individuo.

A primera vista, la asociación entre deporte y actividad sexual puede parecer un poco extraña, pero existen puntos de contacto y similitudes, cuando no sinergias, entre estas dos dimensiones de la vida. Existen paralelismos interesantes entre el sexo y el deporte, y estos afectan a las esferas psicológica y física. En el plano de la motivación, es posible ver como conceptos como la participación, la pasión, el sentido de la competición y la búsqueda de gratificación son terreno común en ambos. Sin embargo, cuando uno se aventura en la relación entre actividad sexual y deporte, aún reina la incertidumbre y, muchas veces, la confusión sobre el tema, tanto que en los últimos años se han propuesto diversas teorías, a veces en marcado contraste entre sí.

Las discusiones no empezaron hoy; de hecho, comparado con el filósofo Demócrito, que en el siglo IV a.C. describía *"el coito como un leve ataque de apoplejía"* con cierto pesimismo, Plinio el Viejo en el 77 BC. gobernó que *"los atletas, si poco reactivos, debería revitalizarse haciendo el amor"*. Al fin y al cabo, Rinaldo Pellegrini, en su tratado Sexología, de 1953, afirmaba que *"en ninguna contingencia humana, excepto en la sexualidad, se han hecho tantos esfuerzos severos y tenaces, no en defensa del saber y del aprendizajes, sino en defensa... de la ignorancia"*.

En nuestra cultura occidental, sobre todo en el ámbito bajo la influencia de la cultura católica, el placer sexual siempre ha estado ligado al concepto de pecado y la mujer a menudo es vista como una emanación directa del Gran Tentador, aunque, como decía el escritor Anatole France, *al convertirlo en pecado, el cristianismo ha hecho mucho por el sexo. ¿Es* pecado el sexo? Sí, es pecado... es una pena no hacerlo adecuadamente, decimos.

Sin embargo, solo en el siglo pasado, a partir de los estudios de Sigmund Freud sobre el inconsciente, pasando por los años 50 con *El comportamiento sexual del hombre (1948) y de la mujer (1953)* de Alfred Kinsey, hasta los años 60 con los trabajos de Masters y Johnson, y los años 70 con el informe Hite, se ha producido una progresiva divulgación de las cuestiones sexuales desde una perspectiva estrictamente científica. Sin embargo, aún hoy existen grandes zonas grises sobre la relación entre sexo y deporte. De hecho, la mayoría de las noticias pueden extraerse principalmente de la literatura anecdótica o, como mucho, de los sondeos de opinión.

La investigación científica actual se basa todavía en unos pocos estudios recientes. En este panorama complejo y variado, el interés del presente debate se centra, por tanto, en la mejora del rendimiento para la consecución óptima del orgasmo de la pareja, posiblemente de forma simultánea. A la posible objeción de que tal formulacion pueda constituir la eliminación o negación de lo que hay de romántico y poético en el sexo, respondemos que nada se quiere sustraer a estos importantes aspectos, sino que por el contrario, al igual que en otras situaciones de la vida, poder contar con unas condiciones físicas óptimas representa un aumento de la autoconciencia a través de una mayor confianza en si mismo.

La actividad sexual intensa y frecuente puede mejorar la capacidad atlética y, del mismo modo, la práctica deportiva puede mejorar el rendimiento sexual. De hecho, siempre se ha insistido en el primer aspecto, es decir, si la actividad sexual puede influir positiva o negativamente en el rendimiento deportivo de alto nivel, con posiciones a menudo divergentes como la del ciclista Alfredo Binda, de quien se decía que sólo mantenía relaciones sexuales una o dos veces al año durante la actividad competitiva, o la de un entrenador de fútbol americano que afirmaba que no era el sexo lo que arruinaba a sus jóvenes atletas, sino quedarse despierto toda la noche buscándolo.

Sin embargo, del segundo aspecto, es decir, de si una actividad deportiva regular puede influir positivamente en la actividad sexual, se ha dicho poco, y es en esto en lo que queremos detenernos, tratando de identificar los planes de entrenamiento adecuados para preparar el encuentro amoroso. La salud general influye en la salud sexual. El estado de los nervios, la sangre, las arterias, el tono muscular y la digestión pueden tener un efecto decisivo en nuestras capacidades amatorias. La sexualidad no reside únicamente en los órganos sexuales, sino que se extiende por todas las células de nuestro cuerpo.

Identificar los parámetros que intervienen en el juego sexual es un requisito esencial para aumentar el rendimiento. Disponemos de conocimientos muy evolucionados sobre fisiología deportiva y metodologías de entrenamiento, pero estos conocimientos son poco utilizados por el hombre medio para mejorar su fuerza, agilidad, resistencia muscular y coordinación.

Ningún entrenador enviaría a un atleta sin preparación para un esfuerzo físico concreto, y, sin embargo, millones de personas repiten continuamente el acto sexual sin tener sistemas de referencia para evaluar su rendimiento e intentar mejorarlo.

Este libro pretende ser una investigación abierta, más que un catálogo de hechos constatados, y pretende examinar hipótesis deductivas. Es un manual de medicina deportiva aplicada al sexo, no es un manual que enseñe técnicas de amor, no ilustra el Kama Sutra, no cura la impotencia, si acaso aumenta la potencia, no resuelve problemas de pareja, no trata de tendencias sexuales, perversiones u otras, no promete sensaciones particulares, no trata de filosofía o ética, no ilustra prácticas sadomasoquistas, no indica sustancias o alimentos afrodisíacos. Está escrito por un hombre y, por lo tanto, sufre inevitablemente del punto de vista masculino, incluso si los conceptos generales expresados pueden aplicarse fácilmente a las mujeres. Se parte de la necesidad de encontrar una relación profunda y positiva con el propio cuerpo capaz de despertar el deseo y el placer. Está inspirado en el concepto simple de *más sexo en la vida, más vida en el sexo.*

CAPÍTULO 1

EL COITO IDEAL

Disfrutar y hacer disfrutar, sin hacerse daño a sí mismo ni a nadie: aquí, creo, toda la ética." (Nicolas de Chamfort, escritor)

Hay dos requisitos básicos para rendir al máximo: el talento natural y el entrenamiento. El objetivo de cada uno es descubrir el suyo propio talento y prepararse adecuadamente. En el ámbito estrictamente deportivo, es bastante simple definir el talento, entendido como la heredabilidad de determinadas magnitudes morfológicas y fisiológicas que condicionan por sí mismas el rendimiento, ya se trate de saltar por encima de una barra o de recorrer una distancia determinada en el menor tiempo posible. En una palabra, batir un récord con comentarios objetivos. Reconocer un papel importante a la heredabilidad de las cualidades físicas no excluye que el entrenamiento pueda tener una influencia favorable y decisiva, aunque la propia capacidad de respuesta al entrenamiento dependa también de la dotación genética.

En cambio, en el sexo como deporte, objetivar el talento es más difícil y en todo caso poco importante, ya que la dimensión de la actividad sexual es mucho más privada que pública y el objetivo es lograr la satisfacción propia y de la pareja. Es fundamental explotar el propio talento, por grande o pequeño que sea, y no enterrarlo como en la famosa parábola, haciéndolo improductivo. En el peor de los casos, como decía el escritor Stanislaw Lec, el momento en que uno reconoce su falta de talento es un destello de genialidad.

Para comprender plenamente qué parámetros con el entrenamiento deben desarrollarse en función de la disciplina practicada, es necesario comprender los mecanismos especificos de la propia disciplina, delineando el *modelo funcional del rendimiento*. Toda investigación científica necesita siempre un modelo abstracto y ideal en el que inspirarse, y esto para eliminar innumerables variables que, de otro modo, serían inverificables.

Por ejemplo, los sistemas que teoriza el físico nunca son reales, sino modelos ideales que extraen del contexto el único fenómeno que interesa al físico. Clásicamente, por ejemplo, para el estudio de la cinética de los gases, Ludwig Boltzmann (1844-1906) se refirió para la formulación de su famosa ecuación a los llamados *gases perfectos*, es decir, gases *ideales que* no existen en la naturaleza. pero que tienen unas características físicas que permiten describirlos de la forma más simple posible.

Del mismo modo, introduciremos el concepto de coito *ideal* sin cansarnos de repetir que ideal no significa lo mejor o lo más satisfactorio posible, sino simplemente un modelo fácil de entender para analizar las variables fisiológicas, energéticas y biomecánicas útiles para nuestra discusión. La excesiva simplificación que puede presentar este planteamiento es, sin embargo, un precio inevitable a pagar si, manteniéndonos fieles a las premisas mencionadas en la introducción, queremos destacar los principales elementos sobre los que podemos actuar con una adecuada preparación atlética.

Los requisitos físicos que constituyen la base del máximo rendimiento sexual no son muy diferentes de los de cualquier otra actividad física o deporte exigente: capacidad aeróbica considerable, energía adecuada, resistencia, fuerza, agilidad, concentración, coordinación muscular, hidratación correcta y un buen estado general de salud. En toda actividad deportiva, y, por tanto también en el sexo como deporte, el objetivo a alcanzar es mejorar el rendimiento. Se puede mejorar el rendimiento interviniendo sobre las cualidades del sujeto con un programa de entrenamiento adecuado y sobre el medio externo eliminando roces, por ejemplo, o mejorando los medios mecánicos utilizados, reduciendo así el coste energético del rendimiento. Las variables que intervienen en la consecución del rendimiento son: factores *energético-funcionales* (capacidad y potencia aeróbica, capacidad y potencia anaeróbica láctica, capacidad y potencia anaeróbica aláctica, fuerza, velocidad); *edad y factores estructurales* (edad, altura, peso, biotipo, composición corporal); *factores psicológicos* (actitudes, motivación); *factores ambientales* (altitud, presión, calor o frío, humedad, ruido, contaminación, visibilidad, etc.); *factores coordinación* y, por último, *factores específicos* de cada gesto atlético (equipamiento de competición, táctica de competición, etc.).

En nuestro coito ideal consideraremos la posición dominante en nuestra cultura, la posición del misionero, que es probablemente la posición sexual más utilizada. Esta condición permite a los miembros de la pareja tener una visión amplia y un contacto considerable, la mujer está acostada boca arriba, está relajada aunque tenga que soportar el peso del cuerpo del partner. Solo puede mover la espalda de forma limitada debido al peso de su pareja, sus brazos están libres, puede mover las caderas y la pelvis mientras mantiene las piernas abiertas, cerrando las piernas del hombre. La posibilidad de movimiento de la pelvis varía en función de si las piernas están apoyadas en la superficie de la cama o están levantadas. El mayor grado de empuje es se consigue cuando hay una amplia flexión de las rodillas y las plantas de los pies descansan sobre la superficie estable.

El hombre se acuesta encima de la mujer, de cara a ella, con las piernas extendidas apoyadas en las rodillas, los brazos apoyados en ella, la mayor acción de empuje se ejerce con la pelvis, la espalda, las nalgas y los muslos.

En la acción combinada de *vaivén* participan, en primer lugar y sobre todo, los músculos perineales, bulbocavernosos, ileococcígeos, pubococcígeos y puborrectales, cuya importancia y uso, a menudo non bien entendidos, trataremos en detalle más adelante.

A continuación, los músculos anteriores y posteriores del muslo, el cuádriceps femoral, el bíceps femoral, el semitendinoso y el semimembranoso, los aductores y abductores, los músculos glúteos, el glúteo mayor y el glúteo medio, el recto abdominal lumbar, transverso y oblicuo y, con una función subsidiaria y de apoyo, los músculos de los brazos en los hombres y los dorsales en las mujeres.

En cuanto al ambiente donde tiene lugar nuestro coito ideal, que naturalmente imaginamos confortable, debemos pensar en la disponibilidad de una cama con un colchón de látex que garantice la mejor absorción elástica bajo la acción del empuje; una temperatura ambiente de unos 21 grados centígrados que garantice el mejor intercambio de calor y termo dispersión; una humedad relativa de alrededor del 40-50%, así como un sistema adecuado de ventilación e intercambio de aire con una concentración de oxígeno del 21% y una presión atmosférica de 760 mm Hg a nivel del mar.

Durante la actividad física, y, por tanto también en nuestro coito ideal, se produce una elevada producción metabólica de calor, lo que determina un aumento progresivo de la temperatura corporal interna. La principal vía de pérdida de calor durante el ejercicio es la evaporación del sudor producido en la piel.

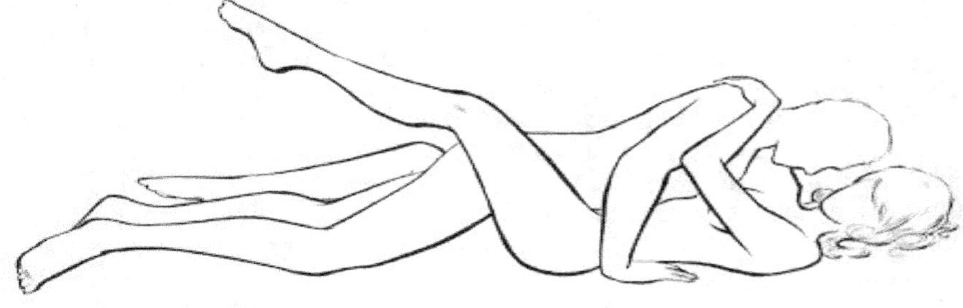

Posición del misionero

Siguiendo con el examen de las características de nuestro amplexo ideal, tendríamos que imaginar que existe una buena armonìa entre los miembros de la pareja y la ausencia de enfermedades incapacitantes, tanto específicas del sexo como generales. No tendría sentido estudiar el rendimiento de, por ejemplo, un corredor de cuatro cientos metros con un pie torcido o un nadador con un hombro dislocado. En cuanto a la edad, podemos imaginarla joven, sin ninguna especificación particular.

A este respecto, conviene recordar que la potencia muscular máxima alcanza su pico fisiológico en ambos sexos entre los 18 y los 26 años. Masters y Johnson situaron la madurez sexual de los hombres entre los 20 y los 30 años y la de las mujeres entre los 30 y los 40 años. Si todos empezáramos a tener relaciones sexuales a diario en torno a la pubertad y continuáramos así hasta los 80 años, podríamos llegar individualmente a la cifra de unos 22.000 coitos.

Como ya se ha subrayado, lo importante no es batir un récord y entrar en el Libro Guinness de los Récords, lo importante es la mejora del rendimiento, independientemente de la edad o del elemento numérico. Es patrimonio común que la experiencia juega un papel fundamental en todas las actividades deportivas (tácticas de competición, sentido de la posición, dosificación de la energía, etc.) y el sexo como deporte tampoco escapa a esta regla, que asocia el aspecto cuantitativo al cualitativo, dado que la media de coitos a lo largo de la vida es de unas 4.500, si todo va bien.

Pero volvamos a nuestro coito ideal, de nuevo Master y Johnson en su famoso tratado *"The Sexual Act in Man and Woman"* dividieron, para hombres y mujeres, el ciclo de la respuesta sexual en cuatro fases distintas: Excitación, Plateau, Orgasmo, Resolución. Para facilitar el debate, seguiremos esta subdivisión esquemática.

La excitación. La primera fase, denominada excitación, se desarrolla debido a un estímulo somático o psíquico que puede tener los orígenes más variados. El factor estimulante es fundamental para provocar un aumento de la tensión sexual que es necesario y suficiente para que el ciclo continúe. Es posible distinguir una excitación sexual cerebral en la que hay una mayor activación del área occipital visual, en el varón, y temporoparietal en la mujer; una excitación periférica, no genital, somática, que es similar en los dos sexos, pero con diferencias cualitativas mediadas por las hormonas sexuales. Por último, una excitación sexual genital que se presenta macroscópicamente diferente debido a las diferencias anatómicas entre los dos sexos. Sin embargo, los mecanismos nerviosos, vasculares y bioquímicos que impulsan la excitación son similares en hombres y mujeres.

Plateau. En la segunda fase, denominada fase de plateau, se produce una intensificación de la tensión sexual hasta alcanzar el nivel lìmite a partir del cual el individuo puede pasar al orgasmo. La duración de esta fase depende de la eficacia de los estímulos utilizados y del impulso del individuo hacia el aumento máximo de la tensión sexual.

Orgasmo. La tercera fase, denominada orgásmica, se limita a los pocos segundos durante los cuales se descarga la tensión de la congestión vascular y la hipertonía muscular producidas por el estímulo sexual. El orgasmo sigue las mismas vías en el cerebro y la médula espinal. A nivel genital se diferencia por su asociación con la eyaculación en el hombre y por la posibilidad de orgasmos múltiples en la mujer, que son raros, pero no imposibles, en el hombre.

Resolución. La última fase, denominada resolución, es un período involutivo de pérdida de tensión que devuelve al individuo a un estado de no estimulación. Las mujeres tienen la capacidad de volver a otra experiencia orgásmica en cualquier momento de la fase de resolución se les da un estímulo apropiado. Para el hombre, la fase de resolución implica un período refractario. Solo después de pasar este período puede volver a estimularse y emprender así un nuevo coito.

¿Estàs listo? ¡Empecemos! Después de los preliminares, en los que no vamos a entrar, se cruza el umbral crucial con la inserción del pene, ahora ocho centímetros más largos que en la posición de reposo (recuerda que el pene completamente erecto mide entre 13 y 17 centímetros en el 97% de la población). Al mismo tiempo, la vagina excitada se estira y se relaja. La excitación sexual provoca secreciones más abundantes que lubrican los genitales y hacen que los movimientos pélvicos del varòn sean más uniformes y efectivos.

Al mismo tiempo, se produce un enorme aumento de la tensión arterial y de la frecuencia cardíaca y respiratoria, el corazón supera las 160 pulsaciones y la respiración se hace diez veces más frecuente. Se produce un desplazamiento de los volúmenes sanguíneos desde los órganos internos hacia los órganos sexuales y los músculos implicados en el esfuerzo. En las proximidades del orgasmo, el corazón puede llegar incluso a 190 pulsaciones, la tensión arterial es el doble de lo normal, el cuerpo suda profusamente y la respiración se hace más ruidosa y difícil, como si la pareja estuviera compitiendo en una carrera a pie. En el momento del orgasmo femenino, se producen contracciones vaginales rítmicas a intervalos de ocho décimas de segundo. Cuando el hombre eyacula, las contracciones del pene que expulsan el esperma se producen al mismo ritmo, lo que significa que la experiencia orgásmica puede sincronizarse con un grado extraordinario de precisión.

¡Hemos llegado! ¿Cuánto dura el coito ideal? Durante años, los sexólogos de todo el mundo han intentado determinar cuánto debe durar un coito para que sea satisfactoria para ambos miembros de la pareja. En realidad, no existen reglas precisas y se ha comprobado que el placer que una pareja puede derivar del coito no depende de la duración del mismo. En términos generales, puede decirse que, si bien es muy común que se llegue rápidamente al orgasmo en determinadas condiciones, existe un problema cuando el hombre, en cualquier ocasión, con cualquier pareja, llega rápidamente a la eyaculación, a pesar de intentar por todos los medios evitarlo, y la mujer, en cualquier ocasión, con cualquier pareja, no llega al orgasmo a pesar de intentar por todos los medios conseguirlo, mientras que las situaciones inversas son mucho más raras.

Las diferencias en la respuesta sexual entre hombres y mujeres están bien resaltadas en el diagrama (ver tabla). Nos abstendremos por el momento de señalar un tiempo mínimo o máximo establecido, destacando, sin embargo, que nos inclinamos por la imagen del atleta que ... llega en el momento adecuado.

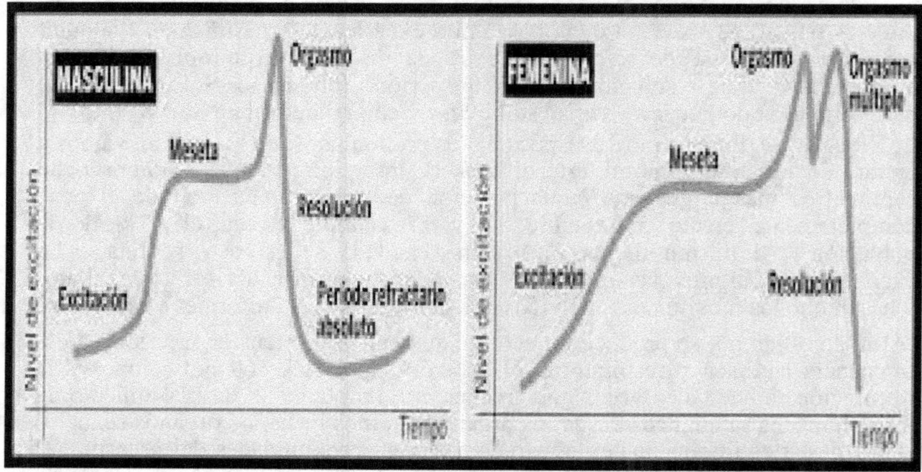

Hemos definido el modelo funcional de rendimiento creando el conceptoabstracto de coito ideal. Ahora bien, considerando las variables físicas referidas al medio externo en hipótesis constantes, debemos tratar de utilizar metodologías de entrenamiento interviniendo sobre los atletas para mejorar sus características mecánicas musculares, potencia y resistencia. Pero para optimizar el entrenamiento, hay que saber qué entrenar y cómo. Así que nuestra tarea consiste en analizar a los sujetos implicados y la actividad deportiva en cuestión.

La evaluación de estos elementos nos permite establecer las características fisiológicas de los sujetos que realiza nuestro coito y la posibilidad de intervenir sobre estos parámetros fisiológicos mediante un entrenamiento adecuado y específico. Conociendo posteriormente las reacciones al estímulo de entrenamiento, será posible distinguir las respuestas funcionales que se producen durante la actividad, que son transitorias (las llamadas *adaptaciones)* y las que, viniendo después con la repetición del gesto atlético en el tiempo, asumen el carácter de estabilidad (las definidas *adaptaciones).*

Hechas estas notables simplificaciones, parece claro que en nuestro coito ideal no será posible imaginar únicamente un entrenamiento específico de los órganos genitales, que constituyen una especie de terminal del placer, sino que habrá que tener en cuenta los aparatos y órganos implicados en el gesto sexual atlético, con especial referencia al aparato musculo tendinoso y cardiovascular, así como al complejo de eventos bioquímicos, biomecánicos y neuroendocrinos que intervienen.

Por las razones expuestas en la introducción, dejaremos de lado los aspectos psicológicos y afectivos, que quedan fuera del ámbito de nuestro debate. Los distintos puntos de vista serán el bioquímico para estudiar el coste energético de la contracción muscular, el fisiológico y funcional para las adaptaciones neuroendocrinas, cardiovasculares y respiratorias dependientes de los distintos tipos de trabajo, y el biomecánico para estudiar los movimientos relacionados con los músculos, huesos, articulaciones, partes blandas y partes duras.

Contrariamente a lo que podría pensarse simplistamente, es decir, que tener sexo lo máximo posible es suficiente para entrenar para ello, las piedras angulares de nuestro entrenamiento serán los ejercicios de estiramiento, culturismo ligero para determinados distritos musculares y el entrenamiento de resistencia aeróbica. Se dedicará un debate aparte a los suplementos y la nutrición en los periodos previo y posterior a la carrera. En estas variables nos adentraremos en tratar de no ser demasiado especializados en un intento de identificar una propuesta de esquemas tanto generales como específicos para formar una guía práctica de entrenamiento para los encuentros más importantes de nuestras vidas.

Tener sexo es como jugar al bridge: si no tienes un buen compañero, más te vale tener una buena mano. (Woody Allen, director)

EN RESUMEN

El concepto de coito ideal no significa el mejor ni el más satisfactorio posible, sino simplemente un modelo fácil de entender para analizar las variables fisiológicas, energéticas y biomecánicas implicadas.

Los requisitos físicos que sustentan el máximo rendimiento sexual no son muy diferentes de los de cualquier otra actividad física o práctica deportiva exigente: capacidad aeróbica considerable, energía adecuada, resistencia, fuerza, agilidad, concentración, coordinación muscular, hidratación correcta y un buen estado general de salud.

Las variables para el logro del rendimiento son: factores energético-funcionales; factores de edad y estructurales; factores psicológicos; factores ambientales; factores de coordinación y, por último, factores específicos de cada gesto atlético.

En nuestro coito ideal, hemos tenido en cuenta la posición dominante en nuestra cultura, la del misionero, que es probablemente la posición más extendida y utilizada en el mundo.

Los investigadores Master y Johnson, en su famoso tratado "El acto sexual en el hombre y la mujer", dividieron el ciclo de la respuesta sexual del hombre y la mujer en cuatro fases:
Excitación, Plateau, Orgasmo, Resolución.

CAPÍTULO 2

ORGASMO Y ALREDEDORES

Mamá, ¿qué es un orgasmo?". "Yo qué sé... ¡Pregúntale a tu padre!" (Anónimo)

Hemos definido anteriormente el orgasmo, posiblemente simultáneo, como la meta a alcanzar con el *coito ideal*. El mito por excelencia, el que hay que alcanzar a toda costa, codiciado por todo amante sano: el orgasmo. Que existe está fuera de toda duda, pero ¿en qué modalidad? ¿Duración? ¿Intensidad? Podríamos seguir haciéndonos preguntas hasta el infinito. Y cada uno de nosotros podría añadirle más y más.

El orgasmo, una de las palabras más buscadas en la red, sigue siendo un gran desconocido y es al mismo tiempo fuente de curiosidad, ansiedad e inseguridad. Según Alex Comfort, autor del bestseller "La alegría del sexo", el orgasmo es "*el momento más místico de la vida: todos los demás momentos no son más que una mala copia de él*". No todo el mundo está de acuerdo con esta definición: "*El placer es momentáneo, el coste es desorbitado, la posición es ridícula*"(Lord Chesterfield, noble inglés)

Buscando una definición más bien aséptica, el orgasmo (del griego ὀργασμός, derivado de ὀργάω 'estar lleno de ardor, de deseo ardiente') se define como un acontecimiento psicofisiológico complejo, de corta duración, que constituye la culminación de la excitación sexual acompañada de un estado particular de conciencia, intensamente placentero

Como se recordará, la fase orgásmica fue incluida por Master y Johnson como la tercera fase en la descripción del acto sexual en hombres y mujeres. Desde un punto de vista estrictamente energético, un orgasmo quema solo dos, máximo tres calorías, su duración media es de unas 8-10 segundos, con variaciones que pueden ir de 5 a 22. ¡Valores muy pequeños comparados con la importancia del acontecimiento!

Numerosos estudios han establecido que el orgasmo empieza en el cerebro, por lo que tantos están excluidos, añadimos con ironía. Aumenta su actividad hasta su punto máximo y luego colapsa. Quizás esta alteración extrema esté en el origen de la llamada petite mort, o "pequeña muerte", después del orgasmo. Existen, sin embargo, algunas diferencias fundamentales entre hombres y mujeres.

En el varón, el orgasmo está casi siempre ligado al momento de la eyaculación, aunque existe el llamado orgasmo seco, con contracciones rítmicas de la próstata, la uretra y los músculos situados en la base del pene. Estas contracciones sirven para expulsar un semen que apenas, en cantidad, puede llenar una cucharilla. Por otra parte, por cada mililitro de semen eyaculamos entre 20 y 100 millones de espermatozoides, un ejército de fecundadores potenciales entre los que a veces solo hay un ganador, muy raramente un empate.

Tras alcanzar el orgasmo, los hombres dicen sentirse satisfechos, tranquilos o somnolientos. No hay reglas para un bis. La espera puede variar de unas decenas de segundos a varias horas, semanas, meses, años en los casos más desesperados, en función de la edad y otros factores individuales. Son raros los casos documentados de individuos en los que el periodo refractario esté totalmente ausente.

En el individuo femenino, el orgasmo puede ser según la distinción clásica, no compartida por todos, vaginal o clitoriano o de ambos tipos simultáneamente. En general, el orgasmo clitoriano es más rápido, instantáneo y manejable que el vaginal. Se consigue más fácilmente con los distintos modos de estimulación del clítoris. En cambio, el orgasmo vaginal se alcanza mediante la penetración: la mujer experimenta placer deslizando el pene hacia dentro y hacia fuera.

Hoy se sabe que el clítoris tiene una raíz en la que se localiza una pequeña zona de entre 5 y 15 milímetros de diámetro, denominada punto G, por la inicial de Ernst Gräfenberg el primer erudito al que se atribuye, quizá erróneamente, la definición. Esta zona es difícil de palpar, pero si se estimula adecuadamente provoca un orgasmo que puede ir acompañado de la expulsión de un fluido por la uretra, una especie de eyaculación femenina, debida a la secreción de las glándulas de Skene, a veces denominada *squirting*.

A diferencia de los hombres, las mujeres son capaces de tener un segundo orgasmo con relativa rapidez. La consecución de orgasmos múltiples, posible en algunos casos, depende de la variabilidad individual. Para algunos estudiosos, sin embargo, las mujeres son capaces de alcanzar hasta diez tipos de orgasmo: clitoriano, vaginal, punto G, pezones, uretral, oral, anal, mixto, local, fantastico.

Según algunos bromistas, los orgasmos femeninos se dividen en asmáticos (anf anf ahhh), religiosos (dios dios dios dios mio), geográficos (aquí aquí aquí....), matemáticos (más más más...), mortales (me voy a morir...), asesinos (si paras te mato).

Según otros, los hombres también tienen dos tipos de orgasmo: "El orgasmo del *soltero es el breve instante que separa el deseo de poseerla del pensamiento de tener que llevarla a casa. El orgasmo conyugal es el breve instante que separa el deseo de poseerla de la idea de no poder llevarla a casa". (Gianni Monduzzi, escritor)*

Aparte de la ironía , aunque el orgasmo femenino y el masculino son muy similares, las mujeres describen el orgasmo como oleadas de placer, mientras que los hombres lo consideran un único pico.

Desde el punto de vista de la evolución, su función está clara. La eyaculación favorece la transmisión de los genes. ¿Y para qué sirve el orgasmo femenino?

Ciertamente, para causar placer, pero sobre todo para satisfacer el deseo reproductivo.

Pero, ¿se puede entrenar el orgasmo? Y aquí volvemos al tema de nuestro libro. Probablemente, no puedas entrenarlo, pero la actividad física en general y algunos ejercicios específicos pueden ayudar a aumentar la frecuencia, la duración y la intensidad del placer. Nos referimos en particular a los ejercicios de Kegel y del suelo pélvico, que se tratarán en la parte dedicada a la rehabilitación.

Existe además un fenómeno curioso, el del orgasmo gimnástico, que se ha convertido en objeto de investigación científica, gracias a una investigación estadounidense publicada en *"Sexual and Relationship Therapy"*. Los anglosajones lo han bautizado "coregasm", de la palabra "core", es decir, "núcleo", como se denomina colectivamente al conjunto de músculos del abdomen. El placer de estar en forma sería básicamente una cuestión de abdominales.

Entrenarlos, en las mujeres, puede tener el efecto secundario de un orgasmo real. El fenómeno no es nuevo en el mundo de la ciencia. Ya Alfred Kinsey, en su *"Informe sobre el comportamiento sexual de la mujer"* (1953), había hablado del placer asociado a la actividad deportiva.

Algunos ejercicios para ello son los abdominales, las flexiones y las dominadas El spinning y otras actividades con bicicleta estática pueden estimular las partes externas e internas del clítoris debido al roce, la vibración y la presión en la zona perineal y abdominal.

Hasta ahora, era un tema de debate reservado a las charlas entre amigos, un tema de blog o el tema de algunos artículos en revistas y periódicos de fitness y bienestar: experimentar placer sexual, simplemente haciendo deporte, por ejemplo montando en bicicleta estática o corriendo en la cinta, sin que ello esté necesariamente vinculado a un acto sexual.

Pero los más perezosos pueden estar tranquilos, porque este bendito orgasmo también se puede conseguir sin demasiado esfuerzo. Incluso mientras se duerme. El 37% de las mujeres experimentan el orgasmo durante el sueño, y el fenómeno también ocurre en los hombres. La excitación nocturna espontánea se traduce en lubricación vaginal y congestión del clítoris en la mujer y erección en el hombre. En este caso, el placer lo genera nuestro cerebro y no un estímulo físico.

Malas noticias, sin embargo, para las mujeres, que por término medio alcanzan el orgasmo mucho menos que los hombres.

La brecha existe, y además es sustancial. Así lo afirman las cifras de un estudio que analiza las diferencias entre gays, lesbianas, bisexuales y hombres y mujeres heterosexuales. Los investigadores examinaron una muestra de más de 50.000 personas de Estados Unidos. La categoría que registra estadísticamente una menor frecuencia de consecución de orgasmos es claramente la de las mujeres heterosexuales.

Prosigamos nuestro recorrido sobre el objetivo quizá más codiciado, el del orgasmo simultáneo, que en realidad, sin embargo, no es tan fácil de alcanzar y quizá ni siquiera sea tan prioritario. Aunque lo hemos señalado como la meta del *coito ideal,* disipemos un mito. El orgasmo simultáneo suele interpretarse como la máxima expresión de complicidad y comprensión. En realidad, se trata de un concepto estereotipado, con escasa base científica. La mayoría de las personas desean alcanzar el orgasmo al mismo tiempo que su pareja, ya que esto está mitificado.

Y si queremos exagerar, mencionemos también el superorgasmo. No solo hay mujeres que tienen orgasmos múltiples, sino que se dice que algunas son capaces de alcanzar el llamado superorgasmo, que tiene la intensidad de 100 orgasmos. Los científicos midieron la actividad cerebral de cinco mujeres y demostraron que eran capaces de tener orgasmos múltiples y superorgasmo. Este estudio también demostraría que el orgasmo puede aumentar la fertilidad de la mujer en un 15%, por no hablar del superorgasmo.

Pero tenga cuidado de no exagerar. Una joven estadounidense de 24 años que padece un trastorno más único que raro sabe algo al respecto: experimenta el orgasmo 200 veces al día. Y no está nada contenta, porque se trata de una patología.

Luego está el orgasmo simulado. Icónico es el de Meg Ryan en "*Cuando Harry encontró a Sally*", con la consiguiente frase de Estelle Reiner que, tras observar la escena, pregunta al camarero dispuesto a tomarle nota: "*El que tomó la señorita*".

El tema para los hombres es mucho más complicado. Fingir un orgasmo es una tontería, fingir una erección, ¡ese es el verdadero talento!

Y por último, el 31 de julio es el Día Mundial del Orgasmo, una celebración anual que pasa bastante desapercibida: no se sabe todo sobre el orgasmo, se habla mucho de él, pero quizá no siempre con la perspectiva adecuada.

Las mujeres pueden simular orgasmos. Pero los hombres pueden simular una relación entera.(Sharon Stone, actriz)

EN RESUMEN

Desde un punto de vista estrictamente energético, un orgasmo quema solo dos, máximo tres calorías. Su duración media es de unos ocho a diez segundos, con variaciones que van de cinco a 22 segundos.

En el varón, el orgasmo está casi siempre ligado al momento de la eyaculación, con contracciones rítmicas de la próstata, la uretra y los músculos situados en la base del pene.

En el individuo femenino, el orgasmo puede ser, según la distinción clásica, vaginal, clitoriano o de ambos tipos simultáneamente. En general, el orgasmo clitoriano es más rápido, instantáneo y manejable que el vaginal. Se consigue más fácilmente con los distintos modos de estimulación del clítoris. En cambio, el orgasmo vaginal se consigue con la penetración.

Probablemente no se pueda entrenar el orgasmo, pero la actividad física en general y algunos ejercicios específicos pueden ayudar a aumentar la frecuencia, duración e intensidad del placer.

Existe un fenómeno curioso, el del orgasmo de gimnasio. Los anglosajones lo han bautizado como "coregasm" por el término "core", como se denomina al conjunto de los músculos del abdomen. El placer del fitness sería básicamente una cuestión de abdominales.

Las mujeres, en promedio, tienen mucho menor orgasmos. La brecha existe, y también es sustancial. Decir que son los números de una investigación que analiza las diferencias entre gays, lesbianas, bisexuales, hombres y mujeres heterosexuales. La categoría que reporta una menor frecuencia estadística de alcanzar el orgasmo es claramente la de las mujeres heterosexuales.

El orgasmo simultáneo se interpreta a menudo como la máxima expresión de complicidad y comprensión. En realidad, se trata de un concepto estereotipado, con poca base científica. La mayoría de las personas desean alcanzar el orgasmo al mismo tiempo que su pareja, ya que así se mitifica, pero en realidad sigue siendo un acontecimiento poco frecuente.

El 31 de julio es el Día Mundial del Orgasmo, una celebración anual que pasa bastante desapercibida: no se sabe todo sobre el orgasmo, se habla mucho de él, pero quizá no siempre con la perspectiva adecuada.

CAPÍTULO 3

FISIOLOGÍA ENERGÍA Y BIOMECÁNICA DEL SEXO

"Sexo ... sexo ... sexo, ... cualquier cosa que hagas es sexo, sexo, sexo. Es la raíz de todo, ... raíz de la raíz, vida bajo la vida" (Walt Whitman, poeta)

Una vez delineado el modelo funcional del rendimiento y deseando analizar las variables implicadas desde la perspectiva de la medicina deportiva, es necesario evaluar los aspectos fisiológicos, energéticos y biomecánicos de nuestro coito ideal.

Justo después de estar vivo, el mayor esfuerzo es tener sexo.(Andy Warhol, artista)

En la *fisiología del coito ideal,* la función sexual debe considerarse como el momento crucial y terminal de un complejo mecanismo en el que participan varios órganos y aparatos. Estos son el sistema endocrino, que desempeña un papel predominante en la génesis y el mantenimiento de esta función; los aparatos genitales masculino y femenino, órganos clave del acto sexual; el aparato músculo-tendinoso que hace posible la realización de este acto; y los aparatos cardiovascular y respiratorio que, asegurando los ajustes y adaptaciones funcionales adecuados, permiten la realización regular del encuentro.

El interés por la endocrinología, es decir, por el complejo sistema de hormonas, sexuales y de otro tipo, surgió en primer lugar de la observación de las diferentes actitudes sexuales existentes en el mundo animal entre machos y hembras.

Partiendo de este supuesto, los andrógenos en el varón y los estrógenos en la mujer y la diferente relación existente entre estas dos clases de hormonas son los responsables de la diferenciación del comportamiento sexual. En este sentido, se deben hacer algunas consideraciones sobre los esteroides sexuales en general y sobre la testosterona en particular.

La testosterona se considera, con razón, la principal hormona de la sexualidad. Sus funciones comienzan mucho antes del nacimiento, ya que es responsable de la diferenciación sexual del propio sistema nervioso, donde se han identificado receptores específicos para las hormonas esteroideas. Se han identificado correlaciones entre los índices de esteroides circulantes en los seres humanos, donde las hormonas gonadales influyen en las funciones del sistema nervioso central y, por tanto, en las expresiones conductuales de la vida fetal hasta la senectud.

También en los hombres se observa un primer pico de testosterona plasmática en la primera semana de gestación, un segundo pico tras el nacimiento y un tercer pico durante la pubertad. El primer pico es responsable de la diferenciación de los caracteres sexuales y de la masculinización de los genitales y de la identidad sexual; el segundo, de la programación de los centros hipotalámico-hipofisarios implicados en el control de los mecanismos que regulan el nivel de hormonas en las gónadas; el tercero, del correcto desarrollo puberal.

Los niveles plasmáticos de testosterona permanecen entonces estables hasta la edad de 50-55 años en los hombres y hasta la menopausia en las mujeres. Interesa ahora señalar qué relaciones existen entre los andrógenos, el estrés psicofísico entendido como ejercicio físico y las alteraciones del comportamiento.

Como ya se ha mencionado, durante el acto sexual, un momento de elevada excitación psicofísica, se producen variaciones en los niveles de andrógenos. En particular, se han reportado estudios que indican un aumento de la testosterona después del coito, después de la masturbación y también en respuesta a estímulos visuales eróticos simples. Así, tanto la actividad física como la sexual tendrían una función sinérgica sobre el aumento de esta hormona.

Es necesario hacer otra breve digresión con respecto a las endorfinas debido a la multiplicidad e importancia de sus efectos relacionados con el deporte y la práctica sexual. Las sustancias de origen peptídico asimilables a la familia de la morfina, y, por tanto, denominadas opioides endógenos, parecen ser mediadores químicos vinculados a diversas actividades comportamentales, incluidas las actividades sexuales y nutricionales, así como en las respuestas al estrés y la tolerancia al dolor.

En particular, se ha observado que el nivel plasmático de estas sustancias aumenta tras un ejercicio tanto intenso y breve como sub máximo y prolongado, induciendo bienestar, buen humor y mayor tolerancia al dolor, características que forman parte del marco de la denominada euforia del corredor.

En nuestra visión del sexo como deporte, habría que imaginar que las sensaciones positivas tras el coito pueden remontarse en parte a mecanismos similares, lo que nos lleva a hipotetizar un cuadro de euforia del copulador. A efectos del posible aumento de endorfinas, podemos concluir que la actividad física preparatoria del encuentro y el encuentro en sí pueden tener un efecto sinérgico.

Pasemos ahora rápidamente a los ajustes y adaptaciones que afectan a otros dos importantes aparatos implicados en nuestro amplexo ideal, los sistemas respiratorio y cardiovascular.

Utilizaremos, como ya se ha especificado, el término *ajustes* para indicar las respuestas fisiológicas agudas que, en general, se producen cada vez que se tienen relaciones sexuales, y *adaptaciones* para indicar las respuestas crónicas, es decir, los cambios estables que se producen con el entrenamiento y que son reversibles si cesa el estímulo del entrenamiento.

En los ajustes de la función del sistema respiratorio durante el esfuerzo, la ventilación pulmonar de unos 6 litros por minuto en adultos puede aumentar a 150 litros por minuto con un aumento aproximado de 25 veces a través de un aumento aproximado de 4 veces en la frecuencia de los actos respiratorios de la basal 10-14 puede llegar a 50 por minuto. En consecuencia, se produce un aumento del aire respirado de 500 ml a 3 litros.

En las adaptaciones, tras un entrenamiento adecuado, aumentan todos los parámetros respiratorios, lo que puede evaluarse mediante pruebas de espirometría.

A nivel cardiovascular, los ajustes que realiza el corazón durante el ejercicio se caracterizan por un aumento de la frecuencia cardiaca y del gasto cardiaco, mientras que a nivel de los vasos periféricos se produce una disminución de la resistencia periférica y un mayor retorno venoso. Esto está en consonancia con la necesidad de un mayor y más rápido suministro de sangre oxigenada a la musculatura esquelética para las necesidades metabólicas y, al mismo tiempo, un mayor suministro de sangre desoxigenada a la circulación pulmonar para una rápida reoxigenación.

En cuanto a las adaptaciones cardiacas, existe lo que se conoce como síndrome del corazón del atleta, caracterizado por bradicardia, es decir, ralentización de la frecuencia cardiaca basal en reposo debido a la hiper tonicidad del nervio vago, aumento de la masa cardiaca con ligera hipertrofia de la pared del ventrículo izquierdo.

En nuestra relación sexual ideal, al igual que en otros deportes, en la fase de excitación se produce un aumento de la frecuencia cardiaca y de la tensión arterial en paralelo al aumento del nivel de estimulación, mientras que hay pocas variaciones en la frecuencia respiratoria. En la fase de plateau, la frecuencia cardiaca puede fluctuar entre 100 y 175 latidos, con aumentos de la tensión sistólica de 20-60 mm Hg y de la tensión diastólica de 20-40 mm Hg con respiración creciente. En la fase orgásmica, la frecuencia cardiaca puede alcanzar y superar los 180-190 latidos, la presión arterial sistólica aumenta hasta 80 mm Hg por encima de la basal y la diastólica 40 mm Hg.

La frecuencia respiratoria puede alcanzar hasta 40 actos respiratorios por minuto con una intensidad y profundidad indicativa del grado de tensión sexual, en la fase de resolución se produce una vuelta gradual a la normalidad de todos los parámetros.

En cuanto a la *energética del coito ideal,* hay que decir en primer lugar que todos los deportes, y, por tanto, también el sexo como deporte, se basan en que la máquina humana realice uno o varios actos motores.

Esto presupone la intervención del sistema nervioso, que recoge estímulos y envía señales de mando, de la musculatura esquelética, que responde a los estímulos con contracciones más o menos intensas, más o menos generalizada o más o menos repetida, y de los sistemas metabólicos celulares, los cuales tienen la tarea de proporcionar la energía necesaria para realizar cualquier actividad.

Sin embargo, desde el punto de vista energético, es evidente que, según el tipo de disciplina practicada, pueden prevalecer distintas fuentes de energía.

Por lo tanto, la necesidad de identificar, para cada deporte y, por lo tanto, también para el sexo como deporte, las características del compromiso orgánico y energético, principalmente para orientar las metodologías de entrenamiento, estimuló la necesidad de clasificar las actividades deportivas.

La clasificación más precisa y quizás la más seguida es la del Cocis, grupo de especialistas en cardiología que elaboran in Italia periódicamente protocolos de aptitud para el deporte de competición.

La clasificación contempla: principalmente actividad anaeróbica; actividad predominantemente aeróbica; actividad aeróbica anaeróbica masiva; alternancia de actividad aeróbica-anaeróbica; actividad de potencia; actividad de destreza; actividad de compromiso energético combinado.

Según esta clasificación, podemos definir el sexo como un deporte con un esfuerzo aeróbico-anaeróbico alternado, con un esfuerzo principalmente aeróbico en la fase de plateau y un esfuerzo anaeróbico durante el orgasmo.

Si bien es cierto que es posible diferenciar las actividades deportivas en función de las cualidades orgánicas predominantemente implicadas, para obtener el máximo rendimiento es esencial que todos los sistemas y aparatos que intervienen en el rendimiento competitivo se encuentren siempre en un estado de perfecta eficacia.

Una vez aclarados estos puntos fundamentales, volviendo a nuestro coito ideal podemos observar cómo existe una cierta correlación entre la división en cuatro fases del coito que hemos tomado prestada de Master y Johnson, es decir, excitación, plateau, orgásmica, resolución con las quizá más comunes en el ámbito deportivo de calentamiento, sprint, llegada, enfriamiento o incluso las aún más conocidas de admisión, compresión, explosión, escape.

Fases del coito	Etapas de la actividad deportiva	Etapas del motor de combustión
Excitation	Calentamiento	Admision
Plateau	Sprint	Compresión
Orgasmo	Llegada	Explosion
Resolución	Enfriamiento	Escape

Como se ha argumentado anteriormente, podríamos imaginar que en la fase de preliminares y de excitación interviene el metabolismo de los ácidos grasos, en la fase de plateau el metabolismo aeróbico, en la fase que precede al orgasmo el metabolismo anaeróbico y en la fase de resolución hay la recuperación.

Esta información es especialmente interesante porque pone de relieve que la fase de excitación no requiere ningún entrenamiento específico y puede prolongarse a voluntad, no constituyendo un factor limitante en el rendimiento energético. En resumen, los preliminares pueden prolongarse indefinidamente.

Del mismo modo, está claro que es necesario aumentar la potencia aeróbica máxima con el entrenamiento para aumentar la fase de plateau y, por último, reforzar los mecanismos anaeróbicos para que el esfuerzo sea tolerable incluso en presencia de acidosis láctica en la fase orgásmica. La fase de resolución, que hemos visto que no tiene por qué transcurrir en reposo absoluto, se acortará entonces, permitiendo que el ciclo se reanude más rápidamente.

Pero, ¿cuántas calorías se gastan practicando sexo? En un simpático librito titulado "*Más sexo y menos calorías*", un pequeño Kama Sutra dietético para pesar menos mientras se practica más, el autor elabora una divertida lista de consumo de calorías según las distintas actividades relacionadas con el sexo (véase la tabla).

Asignando por ejemplo un consumo de 10 calorías para los besos suaves, 17 para los impetuosos y 26 para los apasionados, un consumo de 1/4 de caloría por llevar un preservativo en erección y 500 calorías por llevarlo sin él, 12 calorías por desvestir el partner si consiente y 287 si no consiente, imaginando también un equivalente de las calorías necesarias para una hora de juegos preliminares intensos o 18 minutos de coito completo con las contenidas en una gran porción de chocolate, etc.

ACTIVIDAD SEXUAL	QUEMA EL EQUIVALENTE A
1 hora de juegos preliminares intensos o 18 minutos de coito	1 trozo grande de tarta de chocolate
26 minutos de juegos preliminares ininterrumpidos más 1 orgasmo	2 cuartos de pizza margarita
16 minutos de volteretas haciendo cosquillas a la pareja	9 piruletas
53 minutos de besar con estilo Francés	1 hamburguesa de queso con 14 patatas fritas y ketchup
2 horas de embrutecimiento o 47 minutos de azotes	2 botellas de cerveza 1 plato muchos espaguetis
7 minutos de sexo en la oreja	6 Baci Perugina (sin papel de aluminio)
15 minutos de sexo oral	11 uvas
52 minutos de masaje	1 bocado de cangrejo y un vaso de vino blanco
1 hora de abrazos	1 porción de budín con chocolate
62 minutos de caza del partner con zancada media	Medio kg de helado
14 minutos de mimos	1 porción de mousse

Más allá de cualquier sana ironía, poco importa a nuestra discusión identificar el consumo calórico relativo a cada una de las modalidades relacionadas con el sexo, solo subrayamos que si situáramos el coito ideal en un ranking de gasto calórico tendríamos que imaginar un consumo de alrededor de 300-400 calorías por hora, es decir, entre 5 y 7 calorías por minuto de media. Suponiendo que el coito dure 15 minutos, el gasto energético es de unas 80 a 100 calorías.

Recientemente, investigadores de la Universidad de Quebec, en Montreal, utilizaron una pulsera para controlar realmente la energía consumida durante el coito. El estudio confirmó ampliamente los datos anteriores.

Dadme un punto de apoyo y levantaré el mundo. (Arquímedes, matemático)

Y llegamos a la *biomecánica del coito ideal. La* biomecánica es la ciencia que aplica los conceptos de la mecánica a los sistemas biológicos. La materia viva se caracteriza no solo por diversas funciones que le son propias, sino también por el movimiento. En particular en los organismos superiores y concretamente en los humanos, el tejido que tiene la tarea del movimiento es el tejido muscular: el músculo con sus elementos constitutivos puede considerarse un órgano dedicado morfológica y funcionalmente al movimiento, ya que es capaz de transformar la energía química potencial en energía mecánica para el movimiento.

Volviendo a nuestro deporte favorito para intentar hacer una lectura biomecánica del mismo, en nuestro coito ideal nos encontraremos con movimientos periódicos predominantemente rectilíneos, realizando un movimiento armónico con alternancia de movimientos rápidos, con un componente angular debido al sistema de palancas.

Desde el punto de vista del tipo de contracción, se realiza predominantemente una contracción dinámica concéntrica hetero tónica, es decir, en la que el tono muscular varía durante el movimiento. En las proximidades del orgasmo en función subsidiaria, también se superpone un componente de contracción isométrica.

Para nuestros propósitos, podemos considerar los glúteos, el bíceps femoral y los músculos lumbares como músculos agonistas; los músculos abdominales, aductores y perineales como músculos sinérgicos; el cuádriceps femoral y los abductores como músculos antagonistas; y por último, para los hombres, los músculos del brazos, manos y rodillas y en las mujeres los de la espalda y las piernas como músculos fijadores.

La estimulación sexual desarrolla un aumento del tono muscular en ambos sexos.

Durante la fase de excitación, el movimiento es esencialmente voluntario. A medida que avanza esta fase, se produce un aumento del tono de los músculos largos de las piernas y los brazos, una tensión involuntaria de los músculos abdominales y un aumento de la actividad de los músculos intercostales debido a un incremento del ritmo respiratorio.

En la fase de plateau, el aumento del tono muscular se hace evidente en todo el cuerpo, se produce una contracción involuntaria de los músculos faciales y del cuello, hay una hiper tonicidad generalizada de los músculos con funciones de sostén y de prensión. La acción de empuje y la adaptación de la pelvis del hombre y de la mujer son realizadas por los músculos rectos abdominales y la musculatura glútea, que se ponen en tensión voluntaria para aumentar las sensaciones subjetivas, así como por los músculos de los muslos.

Cerca de la fase orgásmica, el empuje pélvico, tanto en el hombre como en la mujer, se vuelve involuntario, al igual que la acción de los demás músculos. En la fase orgásmica propiamente dicha, los movimientos musculares, que a veces alcanzan un nivel de coordinación imposible en estado de no estimulación, son hipertónicos en grado máximo y las contracciones, involuntarias, isométricas, pueden tener el carácter de espasmos repetidos.

Los órganos diana masculinos y femeninos también se contraen. La vagina, que anteriormente se había dilatado y estirado, alternando entre dilatación y contracción especialmente a nivel del tercio medio, ahora se dilata predominantemente. El pene erecto, por mecanismos predominantemente hidráulicos, eyacula con contracciones regulares de los músculos bulbocavernoso, isquiocavernoso y perineal, transverso superficial y profundo.

Por último, en la fase de resolución se produce una reducción del tono muscular en los primeros cinco minutos tras el orgasmo.

De todo lo anterior se desprende que el aumento de la funcionalidad biomecánica y bioquímica de los motores musculares es un prerrequisito esencial para la correcta ejecución y el aumento del rendimiento, y para ello nos remitimos al capítulo en el que se discuten las metodologías específicas para el entrenamiento adecuado de los grupos musculares implicados en el coito ideal.

La energía sexual es la forma de energía más poderosa de que dispone el hombre. Es el impulso creador, es la energía creadora por excelencia. Hay que utilizar la energía sexual, no luchar contra ella: transformarla. (Osho Rajneesh, místico)

EN RESUMEN

En la *fisiología del coito ideal,* la función sexual debe considerarse como el momento crucial y terminal de un complejo mecanismo en el que participan varios órganos y aparatos. Estos son el sistema endocrino, que desempeña un papel predominante en la génesis y el mantenimiento de esta función; los aparatos genitales masculino y femenino, órganos clave del acto sexual; el aparato músculo-tendinoso que hace posible la realización de este acto; y los sistemas cardiovascular y respiratorio.

En cuanto a la *energética del coito ideal,* hay que decir que todos los deportes, y, por tanto, también el sexo como deporte, requieren sistemas metabólicos celulares que tienen la tarea de proporcionar la energía necesaria para realizar cualquier actividad.

Podríamos imaginar que el metabolismo de los ácidos grasos interviene en la fase pre-orgásmica, el metabolismo aeróbico en la fase de plateau, el metabolismo anaeróbico en la fase que precede al orgasmo, y en la fase de resolución hay una recuperación de energía.

Durante el coito, es probable que el consumo sea de unas 300-400 calorías por hora, es decir, entre 5 y 7 calorías por minuto de media. Suponiendo que el coito dure 15 minutos, el gasto energético es de unas 80 a 100 calorías.

En cuanto a la *biomecánica del coito ideal,* conviene recordar que la biomecánica es la ciencia que aplica los conceptos de la mecánica a los sistemas biológicos.

En nuestro coito ideal nos encontraremos con movimientos periódicos predominantemente rectilíneos que realizan movimientos armónicos en movimientos rápidos alternados, con un componente angular debido al sistema de palancas.

Desde el punto de vista del tipo de contracción, se realiza predominantemente una contracción dinámica concéntrica hetero tónica, es decir, en la que el tono muscular varía durante el movimiento. En las proximidades del orgasmo, en una función subsidiaria, también se superpone un componente de contracción isométrica.

A nuestros efectos, podemos considerar los músculos glúteos, el bíceps femoral y los músculos lumbares de hombres y mujeres como músculos agonistas; los músculos abdominales, aductores y perineales, en particular como músculos sinergicos; el cuádriceps femoral y los abductores como músculos antagonistas; en el caso de los hombres, los músculos de los brazos, las manos y las rodillas; en el caso de las mujeres, los de la espalda y las piernas como músculos fijadores.

CAPÍTULO 4

NUTRIENTES Y SUPLEMENTOS
PARA EL SEXO

En mi opinión, el único alimento afrodisíaco es la mujer. (Ugo Tognazzi, actor)

¿Por qué la glotonería y la lujuria se encuentran indisolublemente juntas en la cima de los pecados de la carne? Esta es la pregunta que se hace el psicologo sexual Willy Pasini en su libro *"Comida y amor"*, señalando que responder a una pregunta así es un proyecto apetecible para cualquier científico. Este enfoque omnicomprensivo de la relación entre sexo y comida y del problema del placer de la carne, que también conocen bien los vegetarianos, carece de interés para el presente debate, ya que aquí consideramos la actividad sexual como una actividad deportiva.

Nuestra actitud hacia el problema dietético no se desviará mucho del tratamiento habitual de la dieta del deportista, con los temas de la comida previa a la competición, los suministros durante la competición y la comida posterior a la competición, así como sugerencias sobre suplementos ergogénicos útiles.

Sin embargo, la combinación de sexo y comida siempre ha estimulado no solo la imaginación, sino también la curiosidad de algunos estudiosos. Y según algunas investigaciones, parece que la relación entre comer alimentos y practicar sexo es mucho más estrecha de lo que uno podría imaginar.

Goethe dijo: *"Dime con quién andas y te diré quién eres"*. Según algunos, se podría parafrasear así al dramaturgo alemán: *"Dime cómo comes y te diré cómo tienes sexo"*.

Se han puesto de relieve una serie de similitudes entre los hábitos alimentarios y sexuales. Y observando la relación que una persona tiene con la comida, se puede saber cuál es su relación con su propio cuerpo y el de su pareja, cuál es su enfoque del sexo y cómo se comporta en la intimidad. Existirían así cuatro tipos de amantes y comensales al mismo tiempo. Categorías basadas en las clasificaciones junguianas que utilizan los cuatro elementos naturales: fuego, aire, tierra, agua. Según esta clasificación, sobre cuya base científica, sin embargo, nos permitimos alguna duda, tendríamos estos cuatro tipos.

El tipo **Fuego**. Carismático, volcánico y siempre interesado en tomar nuevas iniciativas, lo que prueba y escapa de la mesa, adora los sabores fuertes, le gusta comer de pie y nunca a horas fijas, del mismo modo, en el sexo lo quiere todo y a la vez, prefiere las relaciones múltiples y se caracteriza por pasiones que a menudo se desvanecen rápidamente.

El tipo **Aria**, en cambio, es ecléctico e inconstante, amante de la libertad de movimientos y poco inclinado a compromisos predeterminados. En la mesa, se encontrará ante una persona a la que le encanta experimentar y crear gustos y combinaciones atrevidas. En el sexo, será como una mariposa loca a la que le encanta volar de flor en flor. Y cuando el vínculo afectivo se estrecha demasiado, tiende a desaparecer.

El tipo **Agua,** en cambio, es cambiante y escurridizo. Y al igual que el agua, que se adapta al recipiente en el que se encuentra, la persona de esta categoría absorbe el estado de ánimo del otro de forma casi camaleónica. En la mesa toma lo que el otro ha pedido, porque su objetivo es la armonía. En el sexo, es dulce y atento a las necesidades del otro, sabiendo distinguir cuándo quiere mimos y cuándo, por el contrario, prefiere que le dejen solo.

El tipo **Tierra,** por último, es una persona estable y racional, pero también tiene algunas dificultades con su esfera emocional. En la mesa, para él la convivencia es sinónimo de convivialidad, por lo que, además de la comida, también es importante la compañía. En consecuencia, en el sexo no le gustan las aventuras y busca relaciones sólidas y constructivas basadas en la estabilidad y el sentimiento. No le gustan los cumplidos ni los preliminares, prefiere ir directamente al plato principal, que, sin embargo, consume con gusto y la debida calma.

Más allá de esta divertida digresión, en la relación entre alimentación y sexo uno de los principios básicos de la creencia popular ha sido siempre la búsqueda de algún alimento o sustancia que pudiera revitalizar el vigor y el rendimiento sexual.

A continuación, haremos un breve examen de los alimentos afrodisíacos, su eficacia real, que a menudo está envuelta en falsos mitos, una evaluación de si realmente existen sustancias que pueden crear un aumento del rendimiento y, por último, si el sexo puede o no doparse, a través de alimentos o suplementos.

La humanidad ha creído y sigue creyendo en el potencial afrodisíaco de ciertos compuestos, y no faltan referencias históricas y mitológicas. Algunos alimentos se consideraban afrodisíacos por su aspecto fálico como las zanahorias, los pepinos, el apio, otros por su valor simbólico como el cuerno de rinoceronte, las aletas de tiburón, los testículos de toro, el pene de tigre. Otros por sus propiedades derivadas, como la sangre, el polvo de huesos o la leche de mujer.

Todavía hoy resulta interesante evaluar encuestas y artículos de revistas impresas o de Internet, más o menos especializadas, que aparecen periódicamente y que demuestran que existen creencias muy arraigadas sobre la eficacia de alimentos con un poder afrodisíaco infalible que prometen coitos interminables y noches locas de sexo.

¿Qué es un afrodisíaco? Podemos definirlo como cualquier sustancia o actividad que aumenta el deseo sexual. Algunos funcionan según principios científicos, pero la mayoría actúan por el impulso de la imaginación, como bien afirma la escritora Isabel Allende.

Citamos después la Enciclopedia Británica, que señala que no se ha identificado ningún agente químico eficaz en ninguno de estos alimentos, por lo que debe concluirse que la reputación de los supuestos alimentos eróticos no se basa en hechos, sino en el folclore.

La FDA (Food and Drugs Administration) estadounidense, conocida por su rigor en el ámbito farmacológico, prohíbe la venta e importación de cualquier producto que afirme estimular el deseo sexual o mejorar el rendimiento sexual, ya que no hay datos suficientes que demuestren la eficacia e inocuidad de ninguno de esos ingredientes.

Sin embargo, es posible encontrar toda una serie de publicaciones que se centran en el aspecto alimentario y culinario en el ámbito erótico y sexualidad, hasta el punto de esbozar auténticos menús del amor. Incluso la SIGO, la Sociedad Italiana de Ginecología y Obstetricia, ha publicado un libro "Comida y sexo", Intermedia editor, disponible gratuitamente previa petición, que contiene 30 platos seleccionados en función de sus posibles efectos hacia la sexualidad.

Entre los numerosos menús afrodisíacos que se pueden encontrar en la red, le sugerimos:

aperitivo de vino blanco en el que habrán macerado bayas de enebro;

entrante de gambas, mejillones y ostras sazonados con especias y hierbas como pimentón, nuez moscada, jengibre, tabasco y pimienta;

consomé con yemas de huevo, pollo, almendras picadas y picatostes de salvia;
risotto de trufa;

brochetas de pescado con nuez moscada y pimentón;

o platos de sesos de caza o mollejas siempre generosamente condimentados con comino, cilantro, clavo y curry;

guarniciones de temporada con berros, espárragos, apio, rábanos eventualmente condimentados con mayonesa del amor; (2 yemas de huevo, 1 cucharada de mostaza, media cucharadita de guindilla, 2 cucharaditas de sal, albahaca, ajo, perifollo, perejil, estragón, berros mezclados con aceite de girasol, media taza de azúcar en polvo)

queso de leche de cabra y queso parmesano;

frutas como higos, dátiles, fresas, granada, piña y todas las frutas exóticas y frutos secos;

pastel de chocolate aromatizado con canela, nuez moscada y jengibre;

por último, grappa aromatizada con salvia, menta y genciana.

Naturalmente, nos abstenemos de calcular las calorías y su distribución cualitativa en una comida de este tipo y nos limitamos a desearle bon appétit y buena digestión. En cualquier caso, para buscar sustancias afrodisíacas hay que pasar de la mitología y el folclore a la realidad científica de los hechos.

Y en este sentido estamos de acuerdo con el nutricionista californiano Bernard Jensen, que atribuye la mala alimentación a la responsabilidad de la baja calidad del sexo en nuestros tiempos, subrayando que una buena alimentación no hace más que introducir en el organismo las sustancias necesarias para establecer el bienestar necesario para un encuentro sexual bueno y satisfactorio.

Que el alimento sea tu medicina y la medicina tu alimento. (Hipócrates, médico)

Una dieta equilibrada debe aportar el 55-65% de las calorías totales de los carbohidratos, el 25-30% de las grasas y el 10-15% de las proteínas. Las fluctuaciones porcentuales se deben a que las dietas a adoptar se diversifican según el momento deportivo.

Durante el entrenamiento, la ración alimentaria debe ser tal que prepare al deportista para las mejores condiciones nutricionales y psicofísicas.

En la fase previa a la competición, la ración alimentaria debe poner al deportista en condiciones de desarrollar al máximo sus capacidades energéticas y metabólicas y, por tanto, su rendimiento.

En la fase posterior a la competición, la ración alimentaria debe tener como objetivo recuperar las reservas energéticas y plásticas deterioradas durante la competición. En la fase de estasis, la ración alimentaria debe mantener las condiciones habituales del sujeto durante los periodos de actividad normal.

A continuación, intentaremos esbozar unas pautas dietéticas en sentido general, recordando que pueden realizarse diversos ajustes en función de las necesidades subjetivas particulares. Una alimentación racional en el deporte, y, por tanto, también en el sexo como deporte, puede mejorar el rendimiento del atleta, evitar un deterioro de la forma, garantizar mayores posibilidades energéticas y condiciones metabólicas óptimas durante toda la duración del esfuerzo deportivo, reflejos más agudos y disminuir las reacciones de fatiga durante y después del encuentro, con una recuperación más rápida de los recursos energéticos.

Ahora bien, si bien es cierto que las distintas dietas deben tener en cuenta el gasto energético y metabólico real que imponen los distintos tipos de ejercicio deportivo, hay que tener en cuenta que la nutrición debe considerarse un asunto personal que varía según la persona a pesar una estructura física similar, y en un mismo sujeto puede variar dependiendo de factores climáticos, ambientales, físicos, etc.

Como concepto general, la introducción de los alimentos debe producirse a una hora esencial para el momento deportivo, de modo que puedan tener lugar los fenómenos fisiológicos y metabólicos básicos que más comprometen al organismo, empezando por la digestión.

En primer lugar, es esencial poner al individuo en las mejores condiciones digestivas durante la competición y el entrenamiento.

La masa de alimentos a introducir durante el día no debe ser sobreabundante para evitar un cierto entumecimiento nervioso. También es necesario excluir aquellos alimentos que desarrollan gases, con el fin de evitar la tensión y la irritabilidad tanto del intestino como de la pareja.

A la hora de preparar la dieta de entrenamiento, es necesario estudiar un régimen inicial de transición entre la dieta habitual y la preparada; a este respecto, resulta útil realizar un estudio dietético individual. Por lo que respecta a la ingesta de alimentos en general, las necesidades metabólicas y energéticas deben cubrirse en primer lugar con un aumento de nutrientes, que en cualquier caso debe respetar el principio de distribución equilibrada antes mencionado.

Un indicio de lo correcto de la dieta es el mantenimiento del peso ideal una vez alcanzado, sea cual sea la carga muscular a la que esté sometido nuestro deportista. Además, se deben seguir algunas reglas de higiene simples, como masticar lenta y prolongadamente, preparar los alimentos de forma apetitosa, evitar las bebidas durante las comidas y posiblemente en horarios fijos.
En el breve esquema que sigue, se tratan simplemente algunas indicaciones generales.

DESAYUNO: 2 bocadillos de jamón, té azucarado, un bocadillo de mermelada

TRES HORAS ANTES DE LA CARRERA: bizcocho tostado con mantequilla y mermelada, un tazón de cereales con leche o un plato de arroz o pasta, filete con sal, una o dos frutas maduras, una taza de té o café azucarado.

UNA HORA ANTES DE LA CARRERA: 250 cc de zumo de frutas edulcorado con levulosa o miel.

RACIÓN DE ALIMENTACIÓN POST CARRERA: inmediatamente 300 ml de agua mineral con 1 g de cloruro de potasio y 0,5 g de gluconato de potasio, después del baño y masaje 250 cc de leche desnatada.

COMIDA SUCESIVA: caldo de verduras, pasta o arroz con aceite y queso parmesano, ensalada verde aliñada con aceite y limón, un huevo cocido, una o dos rebanadas de pan, una o dos frutas maduras y secas, un vaso de vino tinto.

REACCIONES DE RECUPERACIÓN: en el desayuno una taza de té ligero azucarado, 2 rebanadas de bizcocho con mermelada, durante la mañana 250 cc de zumo de fruta fresca. En el almuerzo, una porción de verduras crudas, una porción de pasta o arroz con aceite y queso parmesano, una ensalada cruda con aceite y limón, una o dos rebanadas de pan, una o dos frutas maduras, un vaso de vino tinto. A media tarde 250 cc de té azucarado, 250 cc de zumo de frutas. En la cena sopa de verduras, una porción de carne blanca o dos huevos duros o dos lonchas de jamón o una porción de pescado hervido o al horno, un plato de verduras en aceite, una porción de queso, una fruta madura o puré de fruta cocida o pasta dulce, un vaso de vino tinto ligero.

El ejercicio es el rey. La nutrición es la reina. Júntalos y tendrás un reino. (Jack LaLanne, atleta culturista)

Pasemos ahora a los suplementos dietéticos en dietética deportiva. Las ayudas ergogénicas son nutrientes utilizados para mejorar la producción de energía y, en consecuencia, el rendimiento humano.

Las pruebas atléticas, competitivas por naturaleza, siempre han estimulado la búsqueda de un mayor rendimiento, empezando por Dromeus de Estínfalo, quien en 450 a.C. ingirió la parte muscular de la carne, propugnando el concepto de aumento de la fuerza muscular. Hasta este siglo, solo la alimentación podía manipularse en un intento de mejorar el rendimiento.

Hoy en día, la posibilidad de suministrar cada compuesto nutritivo en cantidades suficientes para satisfacer las necesidades del mercado, unida a un mejor conocimiento del metabolismo humano y de la fisiología del ejercicio, ha dado lugar a una explosión de ideas y productos con aplicaciones específicas para las personas que hacen ejercicio. Aunque se ha investigado mucho, todavía hay preguntas sin respuesta.

Esta brecha entre lo hipotético y lo conocido ha sido llenada por una miríada de productos sofisticados que han recibido poco o ningún escrutinio científico riguroso sobre su eficacia.

Mientras que para algunas ayudas nutricionales ergogénicas la eficacia es evidente, para otras los efectos son dudosos y su suerte está ligada a creencias comunes, citas vagas y anecdóticas apoyadas tal vez por las opiniones de deportistas famosos, interpretaciones erróneas o citas engañosas de trabajos científicos, con un proceso muy similar al que se dice que caracteriza a los llamados alimentos afrodisíacos.

Veamos ahora algunos de los compuestos más utilizados en el deporte. *El ácido aspártico*, intermediario metabólico del ciclo de Krebs que interviene en la glucólisis aeróbica, parece tener cierta eficacia a razón de 7 o más gramos en forma de D, L aspartato de potasio y magnesio en dos o tres administraciones en las 24 horas que preceden a un rendimiento extenuante en una sola prueba.
La *carnitina* participa en el transporte intracelular de ácidos grasos en su forma levógira. Parece ser una prometedora ayuda ergogénica para ejercicio intenso para sujetos entrenados, para sujetos no entrenados que inician un programa de ejercicio, para sujetos que siguen una dieta baja en grasas. Se recomienda al menos 1 gramo al día durante seis meses, o 3 gramos al día durante tres meses.
La coenzima Q10 o ubiquinona es un compuesto clave en el transporte de electrones en la cadena oxidativa para la formación aeróbica de ATP. Está indicado en sujetos entrenados y no entrenados para aumentar el rendimiento aeróbico, la dosis puede variar de 60 a 200 mg al día, la seguridad de este preparado ha sido documentada en miles de pacientes.
La creatina como fosfato es la reserva energética para mantener los niveles de ATP durante el esfuerzo máximo.
Su consumo a razón de 2-3 gramos al día durante varias semanas o de 6 gramos al día durante quince días parece aumentar significativamente las reservas del organismo, asegurando reservas particulares en el *sprint* final.
Con respecto a los minerales sodio, potasio y cloro ya los hemos mencionado, en cuanto al calcio y al magnesio hay que decir que la integración solo es útil en casos de carencia establecida, 100-150 mg para el primero y 100-250 mg para el segundo, en particular para los deportistas de resistencia para prevenir los calambres.
También *el hierro* puede administrarse a razón de 25-75 mg al día en casos de anemia establecida, mientras que su uso en sujetos con sideremia normal es controvertido.
También hablamos aquí del *ácido fólico,* que, presente en las verduras de hoja verde, es un factor importante en la prevención de los estados anémicos y parece tener la propiedad, en dosis de 15-30 mg al día durante varias semanas, de aumentar el consumo máximo de oxígeno.
Teóricamente, también podría plantearse la hipótesis de suplementos de zinc en caso de deficiencia, de rubidio y cesio para variar el pH intracelular, de cromo para influir en el metabolismo de los carbohidratos, de selenio por su efecto antioxidante y de vanadio por sus efectos sobre los receptores de insulina, pero se esperan confirmaciones.

En cuanto a los suplementos de aminoácidos, mencionemos brevemente: la *arginina*, tanto por su acción intensificadora de la hormona del crecimiento y como precursor de la creatina, se recomienda en dosis de entre 2 y 10 gramos al día para mejorar la reducción de la grasa corporal durante el entrenamiento de resistencia. Se han formulado hipótesis similares para el glutamato, la glicina, la ornitina, la lisina y el triptófano, pero incluso aquí las opiniones difieren.

Mención especial merecen los *aminoácidos de cadena ramificada* leucina, isoleucina y valina. La integración de unos 12 gramos al día en una proporción 2:1:1 en 3-4 dosis diarias durante algunas semanas parece demostrar un aumento del rendimiento tanto en fuerza, con un aumento de la masa muscular a través de la estimulación directa de la síntesis proteica y la estimulación indirecta de la hormona del crecimiento, como en resistencia con un aumento del VO_2 max.

El público tiene a su disposición muchas ayudas con fama de ergogénicas, que no han sido evaluadas en el rendimiento humano. Se pueden encontrar cientos de ellas en diferentes combinaciones en farmacias, tiendas de alimentación, anuncios en revistas especializadas y no especializadas, venta por correo y gimnasios. Muchos se componen de mega dosis de vitaminas y minerales, algunos también contienen cantidades muy pequeñas de los compuestos con propiedades ergogénicas antes mencionados. Por supuesto, no es posible realizar análisis rigurosos de cada producto y muchos compuestos no han sido analizados por investigadores universitarios.

También se debe enfatizar que los efectos de un entrenamiento adecuado son sin duda mayores que los de las ayudas ergogénicas tomadas de forma aislada. Sin embargo, en los casos en los que el entrenamiento, el talento y la motivación ya están optimizados, las ayudas ergogénicas pueden proporcionar un aumento pequeño, pero significativo del rendimiento: la variable quizás menos controlable es la dosis.

También en el campo de la farmacología, como en el de la nutrición, la búsqueda de un fármaco capaz de potenciar la actividad sexual actuando directamente sobre los órganos sexuales e indirectamente sobre los diversos aparatos que sustentan la propia actividad, ha tomado muy a menudo el aspecto de la búsqueda del ave fénix araba...que hay todo el mundo lo dice, donde está nadie sabe! Sin embargo, debe enfatizarse que la acción de muchos de estos preparados, con las debidas excepciones, es solo supuesta.

¿Existen sustancias capaces de aumentar el deseo sexual, la erección en el hombre, la lubricación en la mujer y el orgasmo en ambos sexos? ¿Es posible con su ayuda alargar o acortar el período que va de la excitación sexual al orgasmo en el hombre y en la mujer? ¿Pueden modificar la duración del período refractario entre el orgasmo y una nueva excitación en el hombre? ¿Pueden intensificar el placer de una relación sexual? ¿Qué otros parámetros de la actividad sexual pueden modificarse con su uso? ¿Dónde empieza y dónde acaba el efecto placebo? Sobre estas y otras cuestiones, nos detendremos en algunas consideraciones de fondo.

Los productos más utilizados como suplementos sexuales pertenecen a varias categorías.

Se supone que los llamados afrodisíacos actúan aumentando el deseo y la excitación y contrarrestando la impotencia. Suelen consistir en extractos secos y polvos micronizados de hierbas, raíces y plantas.

Los ingredientes más comunes son la hierba del Monte Hermón, la damiana, la muira puama, la guaraná, el ginseng, la maca andina y el ginko biloba, pero también la taurina, la cafeína y los ginsenósidos, contenidos en el ginseng. Uno de los afrodisíacos considerados más eficaces, el yohimbe, figura actualmente en la lista de plantas que no pueden utilizarse para la producción de complementos alimenticios en Italia. Entre los aminoácidos comercializados para aumentar la síntesis de óxido nítrico estimulando el flujo sanguíneo hacia el pene figuran la arginina, la ornitina y la citrulina.

Los llamados suplementos afrodisíacos se comercializan en virtud de una hipotética función ergogénica sobre la función sexual general. Se supone que actúan aumentando la actividad sexual, reduciendo la ansiedad por el rendimiento, mejorando la oxigenación genital, aumentando la contractilidad muscular, aliviando la fatiga y, por último, pero no por ello menos importante, fomentando el deseo sexual. En la categoría de suplementos sexuales específicos para mujeres, se supone que los ingredientes activos, que son casi los mismos que los afrodisíacos mencionados anteriormente, contrarrestan principalmente la frigidez femenina. Las empresas comercializan complementos estimulantes con la promesa de fomentar el deseo y la excitación. Los ingredientes más utilizados son de nuevo la Maca andina, la Ashwaganda o ginseng indio y la ya mencionada Muira Puama.

Las mezclas que contienen hierbas y aminoácidos potencialmente estimulantes también se consideran tónicos energizantes. Se supone que todo ello influye en la energía física general, lo que mejora la concentración y el rendimiento sexual.

Los ingredientes más utilizados son la guaraná, el café, la cola y el ginseng, pero también, como ya se ha mencionado, la sinefrina de la naranja amarga, la arginina y la citrulina de la sandía, así como mezclas vitamínicas con vitaminas del grupo B y zinc.

Las vitaminas del grupo B contribuyen al funcionamiento normal del sistema nervioso y también mejoran el estado de ánimo. El zinc, por su parte, contribuye al mantenimiento de los niveles normales de testosterona en la sangre.

Los estimulantes de la testosterona están destinados exclusivamente al consumo masculino, aunque el deseo sexual en las mujeres también está modulado por la misma hormona. Tales suplementos se componen básicamente de extractos secos y moléculas sintéticas que pueden afectar directa o indirectamente a la producción endógena de esta hormona esteroidea. Los ingredientes más comunes son el Tribulus Terrestris, el fenogreco e incluso la Maca Andina y la Muira Puama.

La posibilidad de comprar por Internet ha incrementado enormemente el uso "hágalo usted mismo" de estos productos, a menudo recomendados por amigos y conocidos que presumen de sus legendarias propiedades, con el lamentable riesgo de que a veces ni siquiera las sustancias declaradas en la etiqueta se encuentren en la composición.

El uso de nombres altisonantes y evocadores como Stereobooster, Supertaurus, Maxivigor, Virilplus y otros deja claro que para las empresas farmacéuticas y de suplementos, el tema sexual es una de las áreas más importantes de su negocio. Así pues, cuando se compran a nivel local, los llamados suplementos sexuales son productos de venta libre que no requieren receta médica, pero que, además de ser potencialmente objeto de fraude comercial, a menudo no aportan el beneficio que prometen. El consejo es consultar primero a un médico generalista y después, si es necesario, a un sexólogo o a un médico especializado, como un endocrinólogo o un andrólogo. Solo estas figuras de referencia podrán evaluar si el uso de complementos sexuales resulta necesario o incluso simplemente útil.

Se gastan sumas escandalosas en suplementos cuando el mejor y más eficaz sistema sería comer con sensatez, argumentaba Umberto Veronesi.

Para concluir este breve repaso, nos gustaría hacer algunas observaciones. Toda sustancia introducida en el organismo provoca una respuesta que puede ser positiva o negativa en función de la naturaleza química de la sustancia, de la vía de administración y, sobre todo, de la dosis. Muchas sustancias tienen entonces uno o varios efectos secundarios a cambio de un efecto beneficioso, por lo que siempre hay que encontrar un equilibrio entre los riesgos y los beneficios.

También hay que destacar que la investigación científica, apoyada por enormes intereses económicos, se mueve en todos los campos para la mejora de la salud, en el sentido más amplio del término, y la expectativa de la *píldora milagrosa* a cualquier nivel es siempre grande.

En cualquier caso, ¿por qué recurrir a los fármacos para aumentar el rendimiento sexual, salvo en los escasos casos de necesidad documentada, cuando un adecuado programa de entrenamiento específico no solo nos proporciona mayores resultados, sino que además redunda en una mayor salud?

No existe pastilla ni fármaco en el mundo que pueda hacer más de lo que conseguirías con una hora de entrenamiento. (Greg Lemond, ciclista)

EN RESUMEN

Uno de los principios básicos de la creencia popular ha sido siempre la búsqueda de algún alimento o sustancia que pudiera revitalizar el vigor y el rendimiento sexual.

La Enciclopedia Británica señala que no se ha identificado ningún agente químico eficaz en ningún alimento, por lo que debe concluirse que la reputación de los supuestos alimentos afrodisíacos no se basa en hechos, sino en el folclore.

La FDA (Food and Drugs Administration) estadounidense, conocida por su rigor en el ámbito farmacológico, prohíbe la venta e importación de cualquier producto que afirme estimular el deseo sexual o mejorar el rendimiento sexual porque no hay datos suficientes que demuestren la eficacia e inocuidad de ninguno de esos ingredientes.

Hoy en día, la posibilidad de suministrar cada compuesto nutritivo en cantidades suficientes para satisfacer las necesidades del mercado, unida a un mejor conocimiento del metabolismo humano y de la fisiología del ejercicio, ha dado lugar a una explosión de ideas y productos con aplicaciones específicas para las personas que hacen ejercicio.

Mientras que para algunas ayudas nutricionales ergogénicas la eficacia es evidente, para otras los efectos son dudosos y su suerte está ligada a creencias comunes, citas vagas y anecdóticas apoyadas tal vez por las opiniones de deportistas famosos, interpretaciones erróneas o citas engañosas de trabajos científicos.

El público tiene a su disposición muchas ayudas con fama de ergogénicas, que no han sido evaluadas en el rendimiento humano. Se pueden encontrar cientos de ellas en diferentes combinaciones en farmacias, tiendas de comestibles, anuncios en revistas especializadas y no especializadas, venta por correo y gimnasios.

Sin embargo, ¿por qué recurrir a los fármacos para aumentar el rendimiento sexual, salvo en los pocos casos de necesidad documentada, cuando un programa de entrenamiento específico adecuado no solo nos proporciona mayores resultados, sino que también nos conduce a una mayor salud?

CAPÍTULO 5

SEXO DEPORTE Y SALUD

UNA PROPUESTA DE ENTRENAMIENTO

Solo hay una forma de entrenar: la correcta. Solo hay una forma de competir: la correcta. (Carl Lewis, atleta olímpico)

Hemos esbozado en los capítulos anteriores el modelo funcional de rendimiento y los parámetros fisiológicos, biomecánicos y energéticos de nuestro coito ideal. Ahora debemos identificar un programa de entrenamiento adecuado y específico para nuestra actividad sexual, y para ello, en coherencia con nuestro enfoque de medicina deportiva, nos basaremos en los conceptos fundamentales de la metodología del entrenamiento deportivo.

La relación sexual requiere un acto físico realizado por seres físicos mediante órganos físicos; por lo tanto, es necesario entrenar el físico. Nadie pretende triunfar en un deporte sin un buen entrenamiento, ya sea golf, tenis o atletismo, y, sin embargo. la mayoría de las personas afirman ser maestros en las relaciones sexuales, que son actos complejos que requieren una coordinación neuromuscular, una fuerza, una resistencia y una elasticidad considerables.

Los principios fundamentales en los que debe basarse cualquier programa de entrenamiento son identificar el sistema energético que interviene principalmente en la ejecución de una determinada actividad deportiva, en nuestro caso principalmente el sistema aeróbico. Aumentar la fuerza de los distritos musculares implicados mediante el sistema de sobrecarga, repitiendo al máximo los patrones motores del gesto deportivo específico; garantizar una flexibilidad óptima de las articulaciones, también como medida preventiva contra las lesiones. En otras palabras, el programa de entrenamiento debe diseñarse para que corresponda a las características de la especialidad que realiza el deportista. Este es el concepto de especificidad. Resulta evidente que la optimización del rendimiento sexual requiere determinadas medidas para mejorar la flexibilidad y la excursión articular con la técnica de estiramientos; la fuerza muscular de determinadas zonas afectadas con la técnica de ejercicios de cuerpo libre y musculación con pesos ligeros; la función cardiorrespiratoria y la resistencia aeróbica con el entrenamiento de resistencia aeróbica. En la discusión de este programa daremos las principales directrices e indicaciones.

El ejercicio es como un antibiótico. Una sola dosis no hace mucho. Pero si lo toma regularmente, es exactamente la cura que necesita. (Neal Barnard, médico)

EJERCICIOS DE ESTIRAMIENTO

Algunas personas van al gimnasio y consiguen unos pectorales enormes, otras unos bíceps fantásticos, otras unos abdominales esculpidos. Entonces decides ir para allá, pero te sale una hernia (Anónimo)

De estiramientos, queremos destacar que es una práctica accesible a todo el mundo y que recomendamos a diario. Naturalmente, hay ejercicios para principiantes con problemas concretos de rigidez; ejercicios estándar para personas con un grado medio de flexibilidad y ejercicios avanzados para quienes tienen un alto grado de flexibilidad. También hay ejercicios para los estiramientos profundos.

Es aconsejable empezar con una serie de movimientos fáciles y luego pasar a otros más complejos a medida que te sientas preparado para abordarlos. Es bueno recordar que cada vez que realizas un ejercicio, estás progresando y recibiendo un beneficio, por muy rígido o elástico que empieces. Se recomienda realizar estiramientos como calentamiento antes de cada esfuerzo y de cada encuentro.

Tanto los tendones como especialmente los músculos cuando están fríos ofrecen mayor resistencia y son menos elásticos, por el contrario, los músculos calientes se contraen mejor y están más coordinados, debido al aumento de la circulación local y a la mayor actividad enzimática.

En ningún otro ámbito es tan importante un calentamiento adecuado de uno mismo y de la pareja como en el sexual, y no solo en sentido figurado. La técnica correcta de estiramiento requiere lograr una tensión relajada y prolongada, centrando la atención en los músculos que se estiran. En el nivel adecuado de estiramiento, el dolor nunca debe ser insoportable y se debe mantener la posición inmóvil durante al menos 30 segundos.

Durante las dos primeras semanas, las figuras pueden repetirse dos veces durante 15 segundos cada una. A medida que continúe en el programa, puede aumentar el tiempo de estiramiento en 5 segundos por semana hasta un máximo de 30 segundos. A partir de este momento, puede aumentar el número de estiramientos por ejercicio si lo considera necesario.

Hay que recordar que la respiración debe ser lenta, rítmica y controlada, sin contener nunca la respiración. Además de los clásicos estiramientos músculo-tendinosos, cabe mencionar que también existen estiramientos para las partes íntimas. Los entrenadores estadounidenses Ann y Chris Frederick han desarrollado su propia línea de fitness vaginal. Peter Davidoff, experto en técnicas para mejorar el placer sexual, recomienda algunos estiramientos manuales del pene para estimular la renovación celular y el alargamiento de los tejidos, con el fin de ganar longitud y grosor.

En este sentido, se sigue proponiendo la práctica del jelq, más conocido como jelqing o también ordeño, una antigua técnica de alargamiento del pene, utilizada por los árabes de Sudán y transmitida a lo largo de los siglos de padres a hijos para convertirse en cónyuges deseables. Desde este punto de vista, el jelqing podría compararse a un rito de preparación para la vida sexual.

Se trata de una serie de ejercicios que comprimen el pene desde la base hasta el glande y favorecen la vascularización y el trofismo del pene para mejorar su tamaño. El ejercicio clásico consiste en aplicar un agarre "OK" con los dedos pulgar e índice de una mana en la base del pene lubricado y parcialmente erecto, hacia el glande. Se aplica el mismo agarre con la otra mano y se realiza el mismo movimiento con ésta. El proceso se repite continuamente durante varios agarres, cada uno de los cuales debe durar al menos tres segundos. Según la técnica clásica, es importante que el jelqing vaya precedido y seguido de un calentamiento para relajar los tejidos y reducir posibles lesiones.

Cabe suponer que el jelqing es una de las principales causas de traumatismos penianos en los países árabes, donde se practica ampliamente. Actualmente, esta técnica vuelve a estar de moda, sobre todo en Internet, donde se anuncia en numerosos sitios como ejercicios "hágalo usted mismo" que también pueden realizarse en casa con la ayuda de herramientas especiales para alargar y agrandar el pene. Son muchos los que afirman que el ejercicio, si se realiza con constancia y respeto, funciona de verdad.

Aunque es una técnica que se ha utilizado durante siglos en diversas formas, no se ha demostrado científicamente que el jelqing sea eficaz. Por ello, muchos especialistas médicos lo desaconsejan debido al número cada vez mayor de pacientes que acuden a las consultas externas tras la aparición de complicaciones. Las más frecuentes son la formación de equimosis y hematomas provocados por el desgarro de los capilares subcutáneos, edemas del prepucio hasta para fimosis y lesiones nerviosas, e incluso lesiones uretrales poco frecuentes.

EJERCICIOS DE CUERPO LIBRE Y CON SOBRECARGAS

La última vez que estuve en el gimnasio hice dos horas de press de banca. Luego me despertaron porque tenían que cerrar. (Anónimo)

En cuanto a los ejercicios de cuerpo libre, recordemos que para una realización satisfactoria del acto sexual probablemente no haya movimientos más importantes que los de la pelvis. Durante el coito ideal, tal como lo hemos esbozado, es solo el hombre quien realiza este movimiento, mientras que la mujer permanece pasiva. Los ejercicios que indicamos a continuación tienen como objetivo fortalecer la cintura pélvica y dotarla de mayor resistencia, dar elasticidad a ligamentos, tendones y músculos, y aumentar la velocidad y extensión de los movimientos sexuales. También son ejercicios que pretenden desarrollar el control neuromuscular que permitirá a ambos miembros de la pareja lograr la máxima sincronización del coito y, por tanto, los máximos resultados. Extremadamente importante es el fortalecimiento y el buen control motor de los músculos glúteos. Un famoso maestro de baile solía introducir una moneda entre las nalgas de las bailarinas y exigirles que realizaran unos pasos de baile mientras mantenían la moneda en su sitio, consiguiendo así una contracción duradera de los glúteos. No es necesario llegar tan lejos, pero sin duda es necesario reforzar esta zona. Consideraciones similares deben hacerse para el movimiento intra y extra-rotatorio de los muslos y la aducción/abducción de los mismos, así como de los músculos abdominales y lumbares.

PRINCIPALES EJERCICIOS DE CUERPO LIBRE

- Estocadas frontales (estocadas frontales para el cuádriceps femoral)
- Estiramiento de aductores
- Tirón de la pierna trasera
- Sit up y sit up inversas (para abdominales tumbado, levantando solo la cabeza y los omóplatos).
- Crunch y crunch inversas (para abdominales; tumbado, levantando toda la espalda)
- Sentadillas o squatting para los muslos y los glúteos
- Torsión lateral del tronco (para abdominales)
- Empuje pélvico con arqueo dorsal con piernas flexionadas o semiflexionadas
- Hula Hop y Twist

ÀÀEn cuanto a los ejercicios de musculación, nuestro programa contiene explicaciones de ejercicios con pesos libres y máquinas para desarrollar la fuerza en grupos musculares que nos interesan. Para entrenar con sobrecargas, es posible utilizar equipos compuestos por máquinas, o pesas libres como mancuernas y barras. Estos equipos pueden encontrarse en gimnasios de musculación o comprar en tiendas especializadas. Además, el equipo puede utilizarse de diferentes maneras con distintas combinaciones de series, repeticiones y cargas.

La variedad de combinaciones es prácticamente infinita, por lo que esta disciplina puede adaptarse y personalizarse a las características y objetivos de cada practicante.

El uso de máquinas, en particular las isocinéticas, que permiten desarrollar la máxima tensión muscular en toda la amplitud del movimiento articular, tienen la ventaja de la posibilidad de aislar determinados grupos musculares durante el ejercicio. Además, son fáciles de utilizar y, si están bien construidas, evitan los traumatismos musculares y tendinosos. Las desventajas son que, en la ejecución del movimiento, no permiten un buen uso de los músculos sinérgicos, no siempre permiten un ángulo de trabajo óptimo y su especificidad obliga a disponer de muchas de ellas para abarcar todos los grupos musculares.

El uso de mancuernas y barras ofrece la ventaja de permitir un buen desarrollo de los músculos sinérgicos, ocupan poco espacio y permiten una gama infinita de ejercicios. Sin embargo, algunos ejercicios requieren un compañero, también determinan una gran carga para las articulaciones y exigen una atención especial en la ejecución, lo que no es adecuado para un principiante. La distribución de la carga cuando se utilizan máquinas y pesos libres se realiza generalmente en grupos de repeticiones o series, que se repiten con recuperaciones de duración variable en función de los objetivos a alcanzar.

Las variables que deben tenerse en cuenta al planificar una sesión de entrenamiento son la carga como porcentaje del máximo; el número de repeticiones; el número de series; el tiempo de recuperación entre series y descansos entre ejercicios; y la frecuencia de las sesiones semanales. El entrenamiento de la fuerza utiliza numerosos métodos que aprovechan las sobrecargas, variando sus parámetros de aplicación y creando innumerables aplicaciones según las necesidades. También hay que decir que las tablas de entrenamiento deben actualizarse periódicamente para que se produzcan las adaptaciones progresivas. El principio de sobrecarga implica que la carga de ejercicio se incrementa gradualmente de forma que aumente la capacidad física del sujeto.

Recordemos que los músculos a entrenar son los que se enumeran a continuación y que, naturalmente, se refieren a nuestro coito ideal según la lectura biomecánica que hemos hecho de él. Está claro que en las innumerables posiciones existentes pueden variar algunos grupos musculares implicados, pero los conceptos generales no difieren mucho de lo que hemos definido.

Por lo tanto, nos centraremos en ejercicios para los músculos agonistas como los glúteos, bíceps femoral, semitendinoso, semimembranoso, cuadrado lumbar; para los músculos sinérgicos abdominales, aductores, dorsales en los hombres; para los músculos antagonistas cuádriceps femoral y abductores; para los músculos fijadores bíceps braquial, tríceps braquial, deltoides, dorsales en las mujeres. A continuación se ofrece una lista de los ejercicios que pueden resultar más útiles para nuestro propósito, ejercicios que luego deben organizarse en programas lo más personalizados posible.

EJERCICIOS PRINCIPALES CON SOBRECARGAS (MAQUINAS, MANCUERNAS, BARRAS)

- Extensión de la pierna (extensión de la pierna para el cuádriceps femoral)
- Máquina de aductores y tracción de piernas con aductores
- Curl de piernas en prono y de pie (máquinas de isquiotibiales)
- Elevación lateral de piernas para abductores
- Patada trasera y glúteo de pie
- Máquina de pectorales y estiramiento con mancuernas para los pectorales
- Curl con mancuernas o barra (extensión flexionada para bíceps)
- Prensa francesa y extensiones de cable para tríceps

También existen ejercicios específicos para los músculos perineales y los órganos genitales de hombres y mujeres. Entre los más famosos están los ejercicios de Kegel. Deben su nombre al Dr. Arnold Kegel (1894-1981), un ginecólogo estadounidense que los ideó originalmente para tonificar los músculos del suelo pélvico en casos de incontinencia urinaria. Estos y otros ejercicios para tonificar el suelo pélvico se tratarán en profundidad en el capítulo dedicado a la rehabilitación.

RESISTENCIA

Más de la mitad de los italianos dicen que no creen en los milagros. Pero luego se apuntan al gimnasio un mes antes de las vacaciones. (Anónimo)

En cuanto al entrenamiento de resistencia, es decir, el entrenamiento de resistencia aeróbica, implica el metabolismo aeróbico y tiene como objetivo crear determinadas adaptaciones cardiovasculares y respiratorias que permitan mejorar el rendimiento.

La intensidad del entrenamiento puede evaluarse de la forma más conveniente en función de diversos parámetros, pero el método más simple se basa en la frecuencia cardiaca. La posibilidad de controlarla es una forma indirecta de evaluar la utilización de oxígeno por parte del organismo. Dentro de una amplia gama de valores, el consumo de oxígeno y la frecuencia cardiaca parecen estar linealmente relacionados. A niveles de trabajo muy bajos o muy altos, esta relación lineal cesa. Para evaluar la intensidad del entrenamiento de resistencia, es necesario conocer los valores de la frecuencia cardiaca en reposo y de la frecuencia cardiaca máxima.

La medición de la frecuencia cardiaca en reposo es relativamente simple y se puede tomar temprano en la mañana al levantarse después de estar sentado durante unos minutos. Debido a la dificultad de evaluar la frecuencia cardiaca máxima, se prefiere utilizar un cálculo simple dado por la fórmula 220 menos la edad en años, lo que nos da la llamada frecuencia máxima teórica. Durante la actividad se puede utilizar entonces el pulsómetro, un instrumento compuesto en los modelos más recientes por un dial similar a un reloj de pulsera que muestra el valor de la frecuencia, lo que le permite verificar que el trabajo realizado permanece dentro del rango de la frecuencia de entrenamiento.

Existen numerosas posibilidades para realizar ejercicio aeróbico, tanto al aire libre con el footing, la bicicleta de carretera, la natación en el mar, o en interiores con la bicicleta estática, la cinta de correr o tapis roulant, la gimnasia aeróbica en el gimnasio o la natación en la piscina. Nuestra preferencia es por la bicicleta estática, tanto por la posibilidad de mantenerla en interiores en invierno y alternarla con el ciclismo en verano, como por razones fisiológicas, ya que es un esfuerzo apto para todas las edades.

Utilizando la bicicleta estática con contador de frecuencia y refiriéndonos al valor de la frecuencia máxima teórica, podemos considerar esquemáticamente que por debajo del 65% de este valor el estímulo de entrenamiento no es efectivo, que entre el 65% y el 75% se determina un entrenamiento específico para quemar grasas, que entre el 75% y el 85% se determina un entrenamiento predominantemente aeróbico, altamente condicionante para el sistema cardiovascular, que por encima del 85% entramos en el rango anaeróbico con producción de ácido láctico.

La elección de la carga debe hacerse en relación con el porcentaje de la frecuencia cardíaca máxima teórica.

Deseando ahora combinar los distintos tipos de ejercicios especificados anteriormente en un programa integrado, para el sujeto que definiremos como de primer nivel para no crear excesiva dificultad en la ejecución del programa, las primeras sesiones incluirán estiramientos con ejercicios básicos 2 veces durante 15 segundos; musculación con ejercicios básicos para espalda glúteos y abdominales, 2-3 sesiones por semana 10-12 repeticiones por ejercicio en circuito, resistencia de 20 minutos en bicicleta estática 2-3 sesiones por semana, intercaladas con las anteriores, con un porcentaje de carga no superior al 65-70% de la frecuencia máxima teórica.

A continuación, para lo que llamaremos el segundo nivel realizaremos estiramientos con ejercicios básicos 3 veces durante 30 segundos añadiendo ejercicios específicos, circuito de musculación como el anterior, añadiendo los grupos musculares de brazos y piernas y la sesión de resistencia aeróbica trabajando en la frecuencia correspondiente al 75-80% del máximo durante 30 minutos. (ver cuadro resumen)

	ESTIRAMIENTO	BODY BUILDING	RESISTENCIA
PRIMER NIVEL	Ejercicios básicos 2 veces 15 seg	Ejercicios básicos 2-3 veces/seman a en circuito	Bicicleta estática de 20' 2-3 veces por semana 65-70% Fc Max
SEGUNDO NIVEL	Ejercicios básicos 3 veces 30 seg + ejercicios espec.	Ejercicios básicos + miembros inf./sup. 2-3 veces por semana	Bicicleta estática de 30' 2-3 veces por semana 75-80% Fc Max
TERCER NIVEL	Como arriba + estiramiento profundo	Ejercicios piramidales	Como arriba + repeticiones

Naturalmente, después de un cierto período, el sujeto habrá aumentado su capacidad y potencia aeróbica y podrá pasar a un tercer nivel adicional. Por lo tanto, es posible introducir ejercicios de estiramiento en profundidad, seleccionar determinados ejercicios de musculación para realizarlos con el método piramidal e introducir en los entrenamientos de resistencia sesiones en las que la energía suministrada proceda en parte del mecanismo anaeróbico lactácido. Se trata del sistema de repeticiones en el que, por ejemplo, se realizan series de 1000 metros hasta un máximo de 4 a 8 veces, con una recuperación entre cada serie de 3 a 5 minutos. La progresión consiste en empezar con pocas repeticiones y recuperaciones largas y, a medida que el sujeto se acostumbra, se puede aumentar el número de intentos o disminuir las recuperaciones, o ambas cosas, en función de los resultados y las sensaciones subjetivas.

En este punto pueden surgir algunas objeciones. En primer lugar, cabe preguntarse si la duración de nuestro programa debe ser indefinida y si la progresión de la sobrecarga debe continuar por toda la vida.

Dado que las mejoras que pueden conseguirse mediante el entrenamiento no son infinitas, es decir, que al principio son considerables y luego van disminuyendo a medida que uno se acerca a su reserva funcional, tras haber alcanzado un determinado nivel, que podemos indicar después de un período de seis meses, el objetivo pasará a ser el de un mantenimiento adecuado y un efecto duradero para no poner en peligro los resultados obtenidos.

La experiencia sugiere que el declive de las mejoras en la eficacia física se produce en un periodo de 4 a 8 semanas. Una forma de mantener la eficacia de las mejoras podría ser entrenar durante todo el año y año tras año, pero esto parece lo menos factible desde el punto de vista de la economìa del tiempo.

Sin embargo, al reducir el número de sesiones semanales de tres a una, tanto el programa aeróbico como el programa con pesas pueden mantener los niveles alcanzados durante varias semanas, siempre que la carga de la sesión única sea similar a la adoptada en las últimas sesiones del programa original. Las adaptaciones conseguidas disminuyen de forma diferente, y la más penalizada parece ser la resistencia a largo plazo. En segundo lugar, podría argumentarse que un programa de este tipo requiere mucho tiempo, al menos durante los seis primeros meses, y que no siempre es compatible con las ocupaciones ordinarias. En ese caso, incluso un programa reducido puede dar resultados, al igual que un programa mínimo de acondicionamiento general puede beneficiar, por ejemplo, a un sujeto que siempre ha sido sedentario.

Por tanto, no cabe esperar que este programa le transforme en una máquina sexual de récord Guinness, asì como non es posible crear un campeón de la nada.

Si no te sientes motivado para ir al gimnasio, recuerda lo bien que te sentiste la última vez que fuiste y tenlo siempre presente. (Bob Harper, entrenador).

Sin embargo, cualquiera que sea la edad y condición de un sujeto, comparado con una "X" que representa su potencial sexual, dado por la suma de su talento natural, difícil de cuantificar, y su reserva funcional dependiente de la edad y de factores estructurales, siempre hay márgenes de mejora, aunque sean pequeños y limitados, que en nuestra opinión deben explorarse.

Es lógico que entonces existan límites insalvables en el rendimiento, en el propio entrenamiento, pero ello no resta validez al supuesto. Está muy claro que lo anterior son indicaciones generales que deben completarse con referencia a las características del individuo y personalizarse en la medida de lo posible.

Reiteramos que el concepto básico es que este programa integrado, además de proporcionar bienestar subjetivo, ayudar a recuperar el peso en el rango ideal, tonificar los músculos y estirar los tendones, constituye la mejor preparación para la prueba atlética que ha catalizado todo nuestro debate, el sexo como deporte.

El espacio que hemos dedicado a analizar todas las variables que intervienen en nuestro coito ideal no parece excesivo: hay que moverse 360 grados para no terminar doblado a 90.

No hay nada que no se haga más fácil con perseverancia y entrenamiento. A través del entrenamiento podemos cambiar, podemos transformarnos. (Dalai Lama, monje)

EN RESUMEN

Los estiramientos son una práctica accesible para todos y que recomendamos realizar a diario. Por supuesto, hay ejercicios para principiantes con problemas concretos de rigidez; ejercicios estándar para personas con un grado medio de flexibilidad y ejercicios avanzados para quienes tienen un alto grado de flexibilidad.

Los ejercicios de cuerpo libre tienen por objeto fortalecer la cintura pélvica y dar mayor fuerza, dar elasticidad a los ligamentos, tendones y músculos, y aumentar la velocidad y extensión de los movimientos sexuales.

El entrenamiento de sobrecarga puede realizarse utilizando equipos compuestos por máquinas, es decir, pesos libres como mancuernas y barras. Existe una variedad infinita de combinaciones, por lo que esta disciplina puede adaptarse y personalizarse en función de las características y los objetivos de cada practicante.

Las tablas de entrenamiento deben actualizarse periódicamente para que se produzcan adaptaciones progresivas. El principio de sobrecarga implica que la carga de ejercicio se incrementa gradualmente de forma que aumente la capacidad física del sujeto.

Existen ejercicios específicos para los músculos perineales y genitales de hombres y mujeres. Entre los más famosos están los del ginecólogo estadounidense Arnold Kegel (1894-1981).

El entrenamiento de resistencia aeróbica, implica el metabolismo aeróbico y tiene como objetivo crear ciertas adaptaciones cardiovasculares y respiratorias que permitan un mejor rendimiento.

La intensidad del entrenamiento puede evaluarse más convenientemente en función de diversos parámetros, pero el método más simple se basa en la frecuencia cardiaca.

Durante la actividad se puede utilizar el pulsómetro, un instrumento que en las últimas versiones consiste en un dial similar a un reloj de pulsera que muestra el valor de la frecuencia, lo que permite comprobar que el trabajo realizado se mantiene dentro del rango de la frecuencia de entrenamiento.

Existen numerosas posibilidades de realizar un esfuerzo aeróbico al aire libre con footing, ciclismo en carretera, natación en el mar, o en interiores con la bicicleta estática, la cinta de correr o el tapis roulant, el ejercicio aeróbico en el gimnasio y la natación en la piscina.

Nuestra preferencia es la bicicleta estática, tanto por la posibilidad de mantenerla en el interior en invierno y alternarla con el ciclismo en verano, como por razones fisiológicas, ya que es un esfuerzo apto para todas las edades.

El concepto básico es que este programa integrado no solo proporciona bienestar subjetivo, sino que también ayuda a devolver el peso al rango ideal, tonificar los músculos y estirar los tendones, constituyendo la mejor preparación para la prueba atlética del sexo como deporte.

CAPÍTULO 6

DESDE EL COITO IDEAL AL COITO REAL

Diferencia entre drama y tragedia: en el drama te das cuenta por primera vez de que no puedes hacer lo segundo, en la tragedia te das cuenta por segunda vez de que no puedes hacer lo primero.(Anónimo)

En la primera parte de nuestro debate, quisimos esbozar una propuesta de entrenamiento para nuestros atletas que participan en los encuentros más importantes de la vida. Definimos el coito ideal como un modelo funcional de rendimiento absolutamente hipotético, analizando la posición del misionero, imaginando que los participantes en el acto sexual estuvieran libres de cualquier problema físico y psíquico, e identificando las variables fisiológicas, energéticas y biomecánicas implicadas. Por último, esbozamos un programa de entrenamiento para aumentar el rendimiento sexual centrado en la tríada de estiramientos, sesiones de gimnasio con cuerpo libre y pesas, y entrenamiento de resistencia.

Pero la realidad es muy diferente. Cuando uno pasa de lo *ideal* a lo *real, es decir*, a la vida real, puede encontrarse con toda una serie de dificultades en cuanto a su salud. Por lo tanto, en esta segunda parte queremos centrarnos en la posibilidad de que nuestros deportistas, tal vez de cierta edad, puedan verse afectados por alguna patología o sufrir alguna lesión y, por tanto, necesiten rehabilitación en cierto sentido. Rehabilitación no solo en el sentido atlético, sino también en sentido figurado a los ojos de la pareja en caso de que se hayan producido uno o más fracasos vergonzosos durante la actuación, que debe ser reconducida a un nivel aceptable.

Y los problemas que se pueden encontrar durante la práctica del sexo como deporte pueden ser variados, algunos inevitablemente ligados a la edad avanzada, otros a patologías físicas y psicológicas concomitantes, y otros a situaciones contingentes como el consumo de drogas o el exceso de alimentos o sustancias de diversa índole, sin mencionar la posibilidad de traumatismos reales.

Fieles a nuestro enfoque que recordamos es el de un manual de medicina deportiva aplicada al sexo, analizaremos las diversas situaciones tratando de resaltar cómo algunas actividades físicas específicas y dirigidas pueden aportar beneficios concretos para la recuperación, dentro de ciertos límites, por supuesto, del bienestar sexual. Una vez más, los aspectos emocionales, afectivos, éticos, etc. quedarán excluidos de nuestro debate, sin restarles ningún valor. Este enfoque, médico-biológico o si prefiere de tipo naturalista, es una que, como veremos, también se mantendrá en la siguiente discusión, fieles a propio bagaje cultural y filosófico.

A continuación analizaremos algunos aspectos para fisiológicos y patológicos que pueden influir negativamente en el rendimiento sexual.

EDAD Y ACTIVIDAD SEXUAL

Las cuatro etapas del ser humano son: infancia, niñez, adolescencia y obsolescencia. (Art Linkletter, presentador de radio)

Todos sabemos que la esperanza media de vida se ha alargado. Las condiciones higiénicas y la atención médica han mejorado, y aunque todavía no conocemos la cura para algunas enfermedades, muchas otras las hemos vencido. Hoy es posible no solo llegar a la vejez, sino también llegar a ella en forma.

Pero aquí está el problema: ¿qué significa llegar a estar en forma? Vivir mucho es bueno, pero de poco sirve si la vida no es satisfactoria. Un indicador de esta satisfacción es la actividad sexual.

Hasta hace medio siglo, nadie se hubiera atrevido a molestar a los ancianos preguntándoles cuántas veces a la semana y con qué satisfacción hacían sexo, hasta el punto de que parecía obvio que el sexo era una prerrogativa juvenil de la que, mucho antes de los 50 años, uno renunciaba gustosamente para dedicarse a las cosas más elevadas del espíritu.

Citaban como rarezas, cosas de artistas, ciertos fenómenos como Picasso, que a sus 80 años hacía perder la cabeza a las jóvenes, mientras que en 1950, en "Sunset Boulevard", Gloria Swanson, a los 53 años, se había convertido en el ejemplo de la codicia sexual de una mujer, de una mujer considerada anciana para los estándares de la época.

El binomio sexo y juventud, o más bien sexo y procreación, según dictados religiosos mayoritariamente católicos, los había convencido de que era natural excluir de la práctica erótica a las personas que ya no estaban en edad de procrear.

La actividad sexual de las personas longevas fue durante mucho tiempo censurada, reprimida y poco estudiada. Existían fuertes prejuicios sobre la sexualidad y la afectividad de las personas mayores, había extrañeza, asombro o incluso fastidio y repugnancia por admitir una sexualidad corporal rica y viva más allá de cierta edad.

En las últimas décadas, el clima cultural ha cambiado y también ha sido posible empezar a estudiar sistemáticamente la actividad sexual de las personas mayores de sesenta años. Ya en 1950, Kinsey había señalado que, si bien la actividad sexual continuaba en edades avanzadas, al mismo tiempo se producía una disminución general de la frecuencia de las relaciones sexuales en hombres y mujeres, vinculada a una disminución de la libido debida a problemas de salud, pero sobre todo a actitudes y expectativas culturales.

Hasta hace poco, se creía que, como muy tarde a los sesenta años, había que poner fin a cualquier actividad. Si el sexagenario era una mujer, la actividad debía terminar antes, con el descenso hormonal que sigue a la menopausia. Todavía hoy, con una mentalidad recalcitrante, la capacidad reproductiva está ligada a la actividad sexual.

Distinguidos médicos, incluso en presencia de buenas condiciones de salud que permitirían amplias posibilidades de movimiento en este campo, advierten a quienes tienen arrugas y cabellos blancos que deben llevar a cabo su actividad sexual con gran moderación y sabiduría. La sugerencia para los que tienen el pelo blanco o no tienen pelo (nota autobiográfica), debería ser exactamente lo contrario. La única fuerza que se opone al declive de la vida es la elevación del pene. Esto no quiere decir que la actividad sexual en la tercera y cuarta edad sea siempre necesaria u obligatoria. Algunas parejas se mantienen unidas por otros sentimientos, como la ternura o la complicidad. Lo que es importante enfatizar es que todas las personas maduras que todavía desean cultivar una vida sexual satisfactoria no tienen motivos para renunciar a ella.

Se ha observado que la frecuencia y la calidad general del erotismo en la edad adulta influyen en la intensidad de la actividad sexual en la vejez, lo que permite a las parejas de más de ochenta años mantener relaciones sexuales al ritmo y a la velocidad que impone el rendimiento físico de la edad.

La sexualidad es una necesidad para toda la vida, no desaparece a cierta edad ni con la menopausia y la andropausia. Si no hay discapacidades físicas importantes, hombres y mujeres pueden mantener el interés y la actividad sexual hasta los 80 o 90 años.

El fin de la actividad sexual en los ancianos suele estar determinado más por causas sociales y psicológicas que por biológicas y físicas.

La vejez es en sí misma una enfermedad", sentenció el escritor latino Publio Terencio Afro en el acto IV de la obra Phormio (160 a.C.). Se refería sobre todo a las dolencias y privaciones físicas que suelen acompañar a la senectud. Puesto que todos somos esclavos de la flecha del tiempo, definición introducida en 1928 por Arthur Eddington para describir el fenómeno por el cual el tiempo parece fluir siempre en la misma dirección, nuestro organismo experimenta inevitablemente una involución progresiva.

Por tanto, la pregunta es natural: ¿cómo disminuye el rendimiento con la edad? ¿Y cómo se puede ralentizar este inevitable declive? En realidad, la respuesta obvia de que depende de cada caso no satisface a nadie, porque es importante establecer cuál es el mejor envejecimiento posible. A pesar de la enorme variabilidad dictada tanto por la constitución genética como por el estilo de vida de los individuos, es posible identificar fenómenos constantes que se dan a nivel de disminución del rendimiento en el deporte y en el ámbito sexual.

Características del envejecimiento en el rendimiento deportivo.
Entre los principales fenómenos involutivos del paso de la edad se encuentra una disminución progresiva de la masa magra asociada a una atrofia muscular generalizada, una de cuyas consecuencias más importantes es la reducción de la fuerza y la capacidad de contracción de los músculos. Estos importantes fenómenos involutivos forman parte de un marco fisiológico conocido como sarcopenia, término derivado del griego antiguo (sarx = carne; penia = pérdida), acuñado por Irwin Rosenberg en 1988.
  También se produce una reducción de la masa ósea, conocida como osteopenia, un importante factor de riesgo para la aparición de osteoporosis, una disminución del equilibrio, una reducción del contenido de agua del organismo, una ralentización del metabolismo basal y alteraciones de la termorregulación que se manifiestan por una intolerancia y una menor respuesta al frío.

Cambios en el sistema cardiovascular.
  El envejecimiento afecta considerablemente a la capacidad del sistema cardiovascular para transportar y utilizar oxígeno. Algunos estudios afirman que el consumo máximo de oxígeno disminuye entre 0,4 y 0,5 ml/kg, aproximadamente un 1% por año de edad a partir de los veinte años. La frecuencia cardiaca máxima también disminuye con la edad, mientras que no se producen cambios en la frecuencia cardiaca basal en reposo. El gasto cardíaco, definido como la cantidad de sangre expulsada en un minuto por los ventrículos del corazón, también disminuye, lo que lleva a una reducción de la potencia aeróbica máxima.

Cambios en el sistema respiratorio.
El envejecimiento reduce ciertos índices que caracterizan la capacidad respiratoria. Se reducen el flujo espiratorio máximo, es decir, la rapidez con la que se puede espirar, y el intercambio de dióxido de carbono y oxígeno. También disminuyen parámetros de la función pulmonar, como la capacidad vital, el volumen máximo de aire exhalado tras la máxima inhalación, y la fuerza de los músculos respiratorios.

Cambios en el sistema nervioso.
  Se ha comprobado que los efectos del envejecimiento provocan una pérdida del 37% en el número de fibras nerviosas y una reducción del 10% en la velocidad de conducción.

Modificaciones hormonales.

Los fenómenos ligados al avance de la edad son la reducción progresiva de los niveles de la hormona del crecimiento, cuya presencia empieza a disminuir a partir de los veinte años y desciende significativamente a partir de los cuarenta, y la disminución de los niveles de IGF-1, testosterona, Dhea. En cambio, tiende a aumentar el cortisol, conocida como la hormona del estrés. En las mujeres también se produce un descenso de los estrógenos en la menopausia.

Características del envejecimiento en el rendimiento sexual.

En los hombres: las variaciones más importantes en la respuesta sexual de los hombres mayores se refieren a la duración de cada una de las fases del ciclo de respuesta sexual, tal y como lo describen Master y Johnson.

La fase de excitación es más prolongada y esto está relacionado con las diferentes condiciones hemodinámicas. Por lo tanto, existe un retraso importante en la obtención de la erección debido a la disminución del flujo sanguíneo cavernoso y a la hipotonía venoclusiva. Este retraso puede ser màs o menos parcial, de modo que la respuesta eréctil sufre una ralentización global. También es difícil lograr otra erección después de no poder eyacular. Si la persona mayor desconoce esta condición fisiológica normal, puede aumentar el circuito de ansiedad por el rendimiento hasta el punto de llegar a pensar que sufre impotencia.

En la fase de plateau, se observan variantes menos pronunciadas pero especialmente significativas, ya que son capaces de hacer ventajosos determinados aspectos del envejecimiento. Su duración tiende a prolongarse en relación con una ralentización de la conducción nerviosa en los circuitos de control de la erección/eyaculación y se observa un alargamiento del tiempo de inevitabilidad eyaculatoria. A menudo se produce incluso una corrección espontánea de una eyaculación precoz anterior.

La tercera fase, la experiencia orgásmica, tiene lugar en un periodo de tiempo más corto. Este fenómeno está relacionado con patologías prostáticas, que son la regla en este grupo de edad, es decir, hipertrofia prostática benigna, prostatitis, cáncer de próstata. En estos casos, la inevitabilidad eyaculatoria puede reducirse, hasta desaparecer, por lo que la duración del orgasmo puede acortarse o prolongarse, mientras que el volumen de líquido seminal se reduce significativamente, debido a la hipotrofia de las vesículas seminales.

La cuarta fase, la resolución, se caracteriza por la rapidez de la pérdida de erección tras la eyaculación y la prolongación del periodo refractario. Hay que recordar que estos fenómenos también se desencadenan por la disminución del tono del tejido eréctil, que se ve afectado por los cambios hormonales relacionados con la edad.

En la mujer: el inicio del envejecimiento sexual puede coincidir con la menopausia, que presenta signos clínicos y biológicos específicos como la caída de los estrógenos, la pérdida de la capacidad reproductora y una reducción significativa de del índice de hormonas sexuales en la sangre.

En la fase de excitación, la lubricación de la región vaginal tarda más en producirse y la cantidad es menor por la deficiencia de estrógenos de la menopausia. La atrofia progresiva de la mucosa vulvo vaginal provoca una disminución de la elasticidad vaginal y la lubricación se produce con un retraso de 1 a 5 minutos.

En la fase de plateau, la intensidad de la vaso congestión de la vagina se reduce considerablemente debido a una deficiencia hormonal, que también provoca la fibrosis de las paredes vaginales y el estrechamiento de la cavidad. Como consecuencia, se produce una reducción de la elevación uterina, los genitales externos pierden sensibilidad y el clítoris reduce su tamaño, aunque permanece receptivo a los estímulos.

La fase orgásmica se acorta, las contracciones de la vagina son menos frecuentes. Básicamente, sin embargo, la capacidad orgásmica permanece sin cambios hasta la vejez. Al igual que en el varón, también en la mujer se produce una disminución de la frecuencia de las contracciones rítmicas.

En la fase de resolución se produce un rápido colapso de la vaso congestión de todo el conducto vaginal, atribuido a la disminución de la respuesta vasocongestiva pélvica y a la disminución de la elasticidad de los tejidos. Se produce una descongestión rápida y el período refractario es diferente del masculino, es decir, existe la posibilidad de una nueva excitación y un número indefinido de orgasmos, aunque la posibilidad de que este fenómeno disminuya con la edad.

Junto a estos fenómenos, que podríamos denominar para fisiológicos, pueden existir patologías concomitantes, que afectan tanto a los órganos genitales como a otros órganos y aparatos. Empecemos por las patologías que afectan a los órganos genitales masculinos y femeninos.

DISFUNCIÓN SEXUAL

La castidad se puede curar, si se coge a tiempo (Anónimo)

Existen numerosas encuestas estadísticas, estudios y sondeos sobre la cuestión. Por citar solo uno, los datos de casi 600 cuestionarios distribuidos anónimamente en las consultas de los médicos generalistas de la Sociedad Italiana de Medicina General (Simg) revelan cierta insatisfacción con la propia actividad sexual.

Un 53,7% de los hombres e incluso un 58,8% de las mujeres expresaron sus dificultades. Y el 46,5% de los encuestados admite hasta no poder alcanzar el orgasmo. Para el 35,9% de los 270 hombres, el mayor problema es mantener la erección, un porcentaje similar tiene dificultades eréctiles, el 32,3% lucha por alcanzar el orgasmo y el 29,3% se atasca en el momento de la penetración. El panorama femenino tampoco es reconfortante: casi la mitad (46,6%) admite no poder completar el coito, el 30,1% se queja de problemas generales de orgasmo y el 26,9% de lubricación.

Sin pretender ser un tratado de andrología, examinaremos brevemente algunas de las patologías ligadas al sexo señaladas por numerosas encuestas estadísticas de la población, para luego, en el capítulo siguiente, analizaremos cómo y si la actividad física y el deporte pueden tener efectos beneficiosos en estos casos.

En el hombre:

Impotencia o disfunción eréctil.

La erección: un fenómeno vertical para un deseo horizontal. (Fulvio Fiori, escritor)

La disfunción eréctil se define como la incapacidad constante de lograr y/o mantener una erección adecuada para mantener relaciones sexuales satisfactorias. La disfunción eréctil se clasifica en psicógena y orgánica, aunque con frecuencia la disfunción eréctil reconoce una causa mixta (orgánica-psicológica).

Cerca de tres millones de hombres italianos, el 13% del total, sufren hoy problemas relacionados con la erección. Un porcentaje que aumenta aún más si se tiene en cuenta la franja de edad comprendida entre los 40 y los 70 años, en la que los hombres que declaran una dificultad leve, media o incluso grave pasan a ser uno de cada dos.

Las causas orgánicas se dividen en vasculares, hormonales, neurológicas, enfermedades sistémicas, principalmente diabetes mellitus, el uso de drogas para otras enfermedades.

En los jóvenes, la causa más frecuente es psicógena, especialmente la ansiedad de rendimiento. Los principales factores de riesgo de esta enfermedad son el tabaquismo, el alcohol, las drogas, la dislipidemia, la presencia de enfermedades cardiovasculares como hipertensión, diabetes mellitus, patologìas hormonales, en particular niveles bajos de testosterona, infecciones urogenitales.

En cuanto al diagnóstico, el abordaje correcto pasa por una anamnesis y una exploración objetiva para identificar posibles causas, terapias farmacológicas concomitantes o patologías con un componente psico-relacional prevalente que interfiera en la función sexual.

Las causas vasculares son el principal factor responsable de la disfunción eréctil de base orgánica y pueden afectar al flujo arterial y/o al flujo venoso. Numerosas pruebas experimentales y clínicas han demostrado que la disfunción eréctil de base arterial precede a posibles daños vasculares en otras partes del cuerpo, como el corazón y el cerebro. Por lo tanto, la disfunción eréctil podría ser un síntoma de alerta de importantes enfermedades sistémicas.

Eiaculatio precox.

"¿Es esta la reunión de los eyaculadores precoces? Disculpen el retraso". (Red Buttons, actor)

Según las últimas estimaciones oficiales, es la disfunción sexual masculina más frecuente.
Uno de cada cinco italianos durante el coito es demasiado rápido. Y son sobre todo los varones de entre 20 y 50 años los afectados. Los datos son alarmantes, ya que en el 80% de los casos la eyaculación se produce a los 30-60 segundos de iniciarse el coito; en el 20% de los casos, a los 1-2 minutos como máximo. Por si fuera poco, en el 70% de los hombres la eyaculación sigue siendo precoz durante toda la vida, mientras que en el 30% de los casos empeora con la edad.
¿Cuándo es solo rápida y cuándo es realmente prematura? Se puede hablar de eyaculación precoz cuando es inferior a un minuto (in portam) o cuando la eyaculación llega incluso antes de la penetración (ante portam). Existen diferentes tipos de eyaculación precoz.
Eyaculación precoz primaria.
Trastorno presente desde la primera experiencia sexual. La eyaculación precoz primaria suele ser de naturaleza biológica y no psicológica. Por desgracia, los mecanismos subyacentes a este trastorno aún no se han identificado con precisión, aunque existen varias teorías al respecto.
Eyaculación precoz adquirida o secundaria.
Los síntomas aparecen tras un periodo de función eyaculatoria normal. Hiper sensibilidad de los genitales e hiper excitabilidad del reflejo eyaculatorio, causadas por factores neurobiológicos como hipertensión, diabetes, síndrome metabólico y abuso de alcohol. Causas hormonales como hipertiroidismo/ hipotiroidismo, disminución de prolactina. Factores psicológicos como ansiedad/depresión, problemas de pareja, ansiedad de rendimiento, adicción a la

masturbación, primeras experiencias sexuales negativas. Patologías concomitantes como disfunción eréctil, prostatitis crónica, consumo de drogas o ciertos medicamentos como los simpaticomiméticos.

Eyaculación precoz episódica o situacional.

No se considera una verdadera disfunción sexual, sino una variación dentro del ámbito del rendimiento sexual normal.

Disfunción eyaculatoria subjetiva de tipo precoz.

Los pacientes con este trastorno creen que sufren eyaculación precoz a pesar de tener un tiempo de latencia eyaculatoria de más de tres minutos.

Anorgasmia.

Tras una hora de esfuerzos inútiles, me dijo: "¡Si no puedes venir, al menos telegrafía!"(Anónimo)

Se caracteriza por un retraso significativo en alcanzar el orgasmo, o por una marcada rareza o ausencia de orgasmo y/o una reducción significativa de la intensidad de las sensaciones orgásmicas. Existen varios tipos de anorgasmia.

La anorgasmia primaria afecta al hombre durante toda su vida sexual. A los afectados les resulta lento, difícil o imposible alcanzar el orgasmo desde las primeras experiencias sexuales.

La anorgasmia secundaria se desarrolla tras un periodo de experiencia sexual normal. El sujeto nota que ya no puede alcanzar el orgasmo ni eyacular, incluso después de años de sexo o masturbación sin problemas.

Por último, se habla de anorgasmia situacional cuando no se llega al orgasmo en determinadas circunstancias, como en espacios bien iluminados, en lugares muy cerrados, y añadiríamos con ironía, en la estación de metro si hay mucha gente, en el cine si la película es mala, etc.

Aunque la anorgasmia es menos frecuente que otros problemas de rendimiento sexual masculino, sigue afectando a un número considerable de hombres. Las investigaciones han revelado que aproximadamente 1,5 de cada 1.000 hombres padecen anorgasmia primaria, y entre un tres y un cuatro por ciento de los hombres menores de 65 años sufren anorgasmia secundaria.

En la mujer:

Uno de los obstáculos que en el pasado ha limitado en cierta medida la investigación sobre las disfunciones sexuales femeninas es la ausencia de una clasificación clara y universalmente reconocida. El interés de clínicos e investigadores se ha centrado recientemente en la fisiología de la respuesta sexual femenina, intentando aclarar sobre todo la fisiología del placer y el orgasmo.

La Clasificación Internacional de Enfermedades de la Organización Mundial de la Salud identifica cuatro categorías principales de disfunciones sexuales en la mujer:

trastornos del deseo,

trastornos de la excitación,

trastornos del orgasmo,

trastornos de dolor sexual.

Los trastornos del deseo son el problema más frecuente y, según las estadísticas, afectan al 22-23% de las mujeres. A veces puede deberse a un momento de especial estrés o a problemas en la pareja, pero después de la menopausia en la mayoría de los casos está relacionado con la carencia de estrógenos. Sin hormonas femeninas, la lubricación vaginal disminuye y aumenta el dolor durante el coito. Todo ello tiene un claro efecto negativo en la disposición de la mujer para la actividad sexual.

La dispareunia es el dolor genital persistente y recurrente asociado a las relaciones sexuales, alrededor del 10% de las mujeres lo padecen, y como ya se ha mencionado se asocia a una mal lubricación vaginal, que afecta al 15% de las mujeres.

El **vaginismo** es el espasmo involuntario recurrente y persistente de los músculos de la vagina que hace que el coito, o cualquier actividad sexual que implique penetración, sea doloroso o imposible. Está relacionado con la contracción involuntaria de los músculos perineales que rodean la vagina cuando se intenta la penetración.

La frigidez ha sido durante mucho tiempo un término aplicado a una amplia gama de inhibiciones de la respuesta sexual de la mujer, que van desde la falta total de respuesta a la estimulación sexual hasta respuestas orgásmicas inadecuadas, independientemente de si la mujer puede encontrar placentera o no la relación sexual.

Para la **anorgasmia**, es decir, la ausencia o el retraso excesivo en alcanzar el orgasmo, se aplican las consideraciones ya expuestas para el sexo masculino.

Para todas estas situaciones patológicas, como para las que siguen, las actividades físicas o deportivas que pueden producir efectos beneficiosos y posibles mejoras en el rendimiento se indicarán en el capítulo dedicado a la rehabilitación.

TRASTORNOS ALIMENTARIOS Y ACTIVIDAD SEXUAL

Mi problema no son tanto los michelines, sino los de la nevera. (Anónimo)

Aparte de las patologías propias de los órganos genitales, uno de los aspectos que más influye en la actividad sexual es la alimentación, cuando esta es francamente patológica en el sentido de ingesta calórica excesiva, como en la obesidad, o deficiente, como en la anorexia.

Anorexia nerviosa. En la vida sexual de una persona con anorexia suele haber una reducción del deseo y la actividad sexuales, y problemas para iniciar y mantener relaciones afectivas e íntimas y para comprometerse con ellas. Estas dificultades son consecuencia de una actitud negativa hacia los problemas sexuales y el propio cuerpo causada por los efectos de la inanición y la falta de ciclo menstrual, así como de ciertos rasgos típicos del carácter, como la rigidez y la obsesividad. El sexo, si se busca, se tolera porque quema calorías. Los trastornos alimentarios se desencadenan y desarrollan a partir de una tendencia al auto desprecio y la vergüenza, por la que las personas con anorexia nerviosa creen que sus cuerpos no pueden ser agradables para los demás. Por ello, las mujeres con un trastorno alimentario suelen manifestar falta de interés sexual. El bajo peso corporal debido a la restricción dietética, que se traduce en un índice de masa corporal más bajo, una nutrición deficiente y conductas de eliminación como los vómitos y el uso de laxantes, tienen un impacto directo en la producción de hormonas sexuales. A medida que disminuyen los estrógenos, también lo hace la testosterona. Esta disminución es responsable de la reducción del deseo sexual y de la frecuente aparición de vaginismo y dispareunia en estos sujetos. En el caso de la anorexia es aconsejable moderar si no eliminar la actividad física porque aquí el problema es psicológico. Aproximadamente el 50% de las mujeres con trastornos alimentarios hacen ejercicio excesivo, a veces de forma obsesiva, desarrollando una verdadera adicción a la actividad, intentando dedicar el mayor tiempo posible al entrenamiento, anteponiéndolo a la carrera, las relaciones interpersonales y la misma familia. La incapacidad para hacer ejercicio a menudo provoca síntomas de privación como ansiedad, inquietud y cambios de humor, que culminan en una mayor restricción alimentaria.

Bulimia nerviosa. En la bulimia, el cuerpo y el propio peso se viven con ira y vergüenza. A diferencia de las personas con anorexia, los individuos con bulimia suelen ser sexualmente activos y mantener relaciones románticas. A pesar de ello, debido a la baja autoestima y a la dificultad para regular sus emociones, muestran un conocimiento reducido de la sexualidad, tienen comportamientos impulsivos, compulsivos y a veces auto dañinos, prefieren el autoerotismo y centran su atención en complacer a su pareja y cumplen y satisfacen fácilmente las demandas de esta. También significativa la presencia de ciertas disfunciones sexuales como vaginismo, frigidez, anorgasmia y dispareunia. Estas pacientes se quejan de una falta de satisfacción con sus experiencias sexuales. También pueden compartir ciertos rasgos de personalidad y una imagen corporal negativa.

La obesidad. Se han utilizado ríos de tinta para subrayar la importancia de alcanzar y mantener un peso ideal. Para calcular el llamado peso ideal se utilizan diversas fórmulas, una de las más utilizadas por su comodidad, aunque no la más exacta es el índice de masa corporal o IMC (índice máximo corporal). El cálculo del IMC es un sistema de valoración del peso, relacionado con el riesgo de enfermedad, propuesto por primera vez por el erudito belga Adolphe Quelet (1796-1874). Resolviendo una fórmula que requiere dos valores conocidos, la estatura y el peso, el cálculo del IMC proporciona un coeficiente que se introduce en una tabla de evaluación especial que permite establecer: peso normal, bajo peso, sobrepeso y obesidad, esta última posiblemente clasificada en diferentes niveles de gravedad. (ver tabla)

CATEGORÍA	Rango IMC kg/m2
Insuficiencia ponderal grave	Menos de 16,5
Bajo peso	de 16,5 a 18,4
Normal	de 18,5 a 24,9
Sobrepeso	De 25 a 30
Obesidad de primer grado	30,1 a 34,9
Obesidad de segundo grado	de 35 a 40
Obesidad Tercer curso	Más del 40

El cálculo del IMC no tiene en cuenta la masa muscular, que es mayor en los hombres y los jóvenes que en las mujeres y los ancianos, y mucho menos las diferencias de masa ósea y la proporción entre la longitud de las extremidades y la estatura. No obstante, es un índice muy útil para orientarse a grandes rasgos.

El problema de la obesidad se considera actualmente una pandemia por su magnitud y sus consecuencias sociales e individuales. En consecuencia, se están realizando muchos esfuerzos y estudios para abordar el problema y mitigar sus efectos negativos en las esferas psicosocial y de la calidad de vida.

Según datos de la Organización Mundial de la Salud correspondientes a 2021, el 50% de los adultos y el 30% de los niños y adolescentes de todo el mundo tienen sobrepeso o son obesos. En Italia, 1 de cada 10 personas padece obesidad, 18 millones de adultos tienen sobrepeso y 5 millones son obesos. Dramática es la situación de los niños, ya que 3 de cada 10 tienen sobrepeso y 1 es obeso. Estrechamente relacionado con la obesidad está el síndrome metabólico, caracterizado por un gran perímetro de cintura debido al exceso de grasa abdominal, hipertensión arterial, alteración de la glucosa plasmática en ayunas o resistencia a la insulina, y dislipidemia.

Las causas, complicaciones, diagnóstico y tratamiento son similares a los de la obesidad.

Varios estudios han analizado la relación entre obesidad, vida sexual y afectividad. La adiposidad excesiva y/o las diversas patologías relacionadas con ella parecen tener un impacto negativo al perjudicar la función y la calidad de la vida sexual. Hay varias zonas afectadas y varios impedimentos que no permiten al individuo vivir una vida sexual satisfactoria.

En la actualidad, numerosos estudios han establecido que la obesidad se correlaciona con diversas disfunciones sexuales, como la disfunción eréctil, con una incidencia mayor que en las personas de peso normal; la disminución del deseo; la reducción o la falta de actividad sexual y, en consecuencia, la insatisfacción con la propia vida sexual. Estas personas suelen presentar síntomas depresivos y consumen psicofármacos que se asocian a una menor frecuencia de actividad sexual, ya que provocan una reducción del deseo. Los sujetos hablan de falta de interés y de limitaciones psicofísicas como fatiga, dificultad para excitación y el orgasmo, que pueden hacer que la actividad sexual sea desagradable, difícil, dolorosa o incluso imposible. Además, suele haber una importante insatisfacción con la imagen corporal e incontinencia urinaria que reducen el rendimiento de la conducta sexual.

El exceso de peso corporal también tiene efectos negativos sobre una serie de hormonas que favorecen el comportamiento sexual y contribuyen al potencial reproductivo. La deficiencia de andrógenos puede provocar disfunción eréctil, los niveles bajos de globulina pueden tener un efecto negativo sobre el ciclo menstrual y la función ovárica y reducir la fertilidad.

Por último, la presencia concomitante de otras patologías, como la hipertensión, las enfermedades cardiovasculares, la diabetes de tipo 2 y los fármacos utilizados para tratarlas, repercuten negativamente en el funcionamiento sexual al favorecer la aparición de disfunción eréctil. Esta última, como ya se ha mencionado, suele ser un indicador útil de enfermedad cardiovascular. La obesidad y el síndrome metabólico también afectan negativamente a la esfera sexual femenina. Las mujeres con síndrome metabólico muestran una mayor prevalencia de disfunción sexual que las mujeres sanas emparejadas por edad y peso corporal, aunque esta asociación no se explica fácilmente. Según algunos investigadores, los kilos de más son del orden de 7 para los hombres y 6 para las mujeres, suficientes para causar complicaciones.

Esta acumulación de grasa afecta tanto al rendimiento real como a la frecuencia, que puede disminuir hasta un 50%. Un reducido número de expertos incluso eleva esta cifra hasta el 75%.

LAS RAZONES DEL CORAZÓN

La abstinencia es algo bueno siempre que se practique con moderación (Anónimo)

Cerramos este apartado sobre las enfermedades que afectan a la esfera sexual analizando el riesgo cardiovascular asociado a la actividad sexual. En la siguiente tabla se muestra una descripción completa.

RIESGO BAJO
-Pacientes asintomáticos con menos de 3 factores de riesgo coronario.
-Hipertensión arterial bien controlada. Angina leve y estable.
-Revascularización coronaria realizada con éxito.
-Infarto de miocardio progresivo no complicado (> 6-8 semanas).
-Valvulopatía leve. Disfunción ventricular izquierda compatible con clase I de la NYHA.

RIESGO INTERMEDIO
-Más de 3 factores de riesgo coronario. Angina estable, grado moderado
•Infarto de miocardio reciente (> 2, < 6 semanas).
-Disfunción ventricular izquierda y/o insuficiencia cardiaca congestiva NYHA clase II.
•Complicaciones no cardíacas de la enfermedad aterosclerótica (por ejemplo, ictus, enfermedad arterial periférica

ALTO RIESGO
-Angina inestable o refractaria. Hipertensión no controlada. -Insuficiencia cardiaca congestiva (NYHA clase III-IV).
•Infarto de miocardio reciente (< 2 semanas). Arritmias de alto riesgo.
•Miocardiopatía hipertrófica obstructiva y otras miocardiopatías. -Valvulopatías moderadas a graves.

Huelga decir que, independientemente del nivel de riesgo que cada persona pueda reconocer, es posible y aconsejable no interrumpir la actividad sexual. Sin embargo, siempre es importante contar con un estricto control médico bajo la orientación de un cardiólogo. Numerosos estudios han confirmado que una actividad sexual adecuada al nivel de cardiopatía de cada uno tiene efectos beneficiosos sobre el corazón y la circulación muy superiores a la abstinencia.

El secreto para vivir mucho es comer la mitad, caminar el doble, triple reír y hacer el amor sin medida. (Proverbio chino)

EN RESUMEN

Cuando se pasa de lo coito *ideal* a lo *real, es decir*, a la vida real, puede encontrarse toda una serie de dificultades en cuanto a su salud.

Los problemas que se pueden encontrar durante la práctica del sexo como deporte pueden ser variados, algunos inevitablemente ligados a la edad avanzada, otros a patologías físicas y psíquicas concomitantes, y otros a situaciones contingentes como el consumo de drogas o el exceso de alimentos o sustancias de diversa índole, por no hablar de la posibilidad de sufrir traumatismos.

En los hombres, las variaciones más importantes en la respuesta sexual de las personas mayores se refieren a la duración de cada una de las fases del ciclo de respuesta sexual.

En la mujer, el inicio del envejecimiento sexual puede coincidir con la menopausia, que presenta signos clínicos y biológicos específicos como la caída de los estrógenos, la pérdida de la capacidad reproductora y una reducción significativa del índice de hormonas sexuales en la sangre.

La disfunción eréctil se define como la incapacidad constante de lograr y/o mantener una erección adecuada para mantener relaciones sexuales satisfactorias. Se clasifica en psicógena y orgánica, aunque con frecuencia reconoce una causa mixta.
Se puede hablar de eyaculación precoz cuando es inferior a un minuto o cuando la eyaculación llega incluso antes de la penetración.

La anorgasmia se caracteriza por un retraso significativo en alcanzar el orgasmo, una marcada rareza o ausencia de orgasmo y/o una reducción significativa de la intensidad de las sensaciones orgásmicas.

La Clasificación Internacional de Enfermedades de la Organización Mundial de la Salud identifica cuatro categorías principales de disfunciones sexuales en la mujer: trastornos del deseo, trastornos de la excitación, trastornos del orgasmo y trastornos del dolor sexual.

En la vida sexual de una persona con anorexia, suele haber una reducción del deseo y la actividad sexuales, y problemas para iniciar y mantener relaciones afectivas e íntimas y para comprometerse con ellas.

En la bulimia, el cuerpo y el propio peso se viven con ira y vergüenza. A diferencia de las personas con anorexia, los individuos con bulimia suelen ser sexualmente activos y mantener relaciones románticas.

La adiposidad excesiva y/o diversas patologías relacionadas parecen tener un impacto negativo al perjudicar la función y la calidad de la vida sexual.

En la actualidad, varios estudios han descubierto que la obesidad se correlaciona con diversas disfunciones sexuales, como la disfunción eréctil, con una incidencia mayor que en las personas de peso normal, la disminución del deseo, la reducción o la falta de actividad sexual y, en consecuencia, la insatisfacción.

El exceso de peso corporal también tiene efectos negativos sobre una serie de hormonas que favorecen el comportamiento sexual y contribuyen al potencial reproductivo.

La presencia concomitante de otras enfermedades como la hipertensión, las enfermedades cardiovasculares, la diabetes de tipo 2 y los fármacos utilizados y para su tratamiento tienen un impacto negativo en el funcionamiento sexual al favorecer la aparición de disfunción eréctil.

Las mujeres con síndrome metabólico muestran una mayor prevalencia de disfunción sexual que los controles femeninos sanos de la misma edad y peso.

En caso de enfermedad cardiovascular, siempre es importante contar con controles médicos rigurosos bajo la guía de un cardiólogo. Numerosos estudios han confirmado que una actividad sexual adecuada al nivel de cardiopatía de cada uno tiene efectos beneficiosos para el corazón y la circulación, muy superiores a la abstinencia.

CAPÍTULO 7

ACTIVIDAD FÍSICA Y DEPORTE COMO REHABILITACIÓN PARA EL SEXO

A los 20, los hombres juegan al fútbol. A los 40 juegan al tenis, a los 60 al golf. En resumen, cuanto más mayores son, más pequeñas se vuelven las bolas (Anónimo)

ACTIVIDAD FÍSICA Y DEPORTES ANTIEDAD

Una mujer es una mujer hasta el día en que muere; un hombre es un hombre mientras puede. (Moms Mabley, artista de cabaret)

Dadas las premisas mencionadas en el capítulo anterior, surge la pregunta: ¿qué actividad física podría ser la más adecuada para combatir los efectos físicos y sexuales del envejecimiento?

Existen varias posibilidades para iniciar la rehabilitación en relación con el sexo como deporte. Empezando por los estiramientos, que nunca presentan contraindicaciones, hasta pasar a correr, pero solo después de haber pasado un reconocimiento médico con un electrocardiograma en condiciones de estrés. Alternativas a estas actividades son la gimnasia de cuerpo libre o con pesas, pero respetando el tiempo de adaptación muscular; actividades en grupo mediante clases de impacto moderado, con ejercicios para tonificar y/o fortalecer las partes del cuerpo que más lo necesiten.

La actividad física regular es el elemento central del estilo de vida, junto con la adopción de una dieta adecuada, para frenar la involución relacionada con la edad de los sistemas fisiológicos implicados en el movimiento (neuroendocrinos, inmunológicos, cardiovasculares, pulmonares, mùsculo esqueléticos). Además de tener un impacto significativo en los factores de riesgo de enfermedades crónicas (obesidad, aterosclerosis, hipertensión, diabetes, artritis reumatoide).

El ejercicio de fuerza es generalmente el menos representado en la vida de las personas mayores, muchas veces erróneamente y solo reemplazado por el ejercicio aeróbico. En realidad, ambos tipos de actividad no son superponibles y, con el paso de los años, su práctica semanal combinada se convierte en fundamental dentro de cualquier programa antiedad metabólico y muscular. El entrenamiento de fuerza es el único capaz de contrarrestar eficazmente la pérdida de masa muscular. A diferencia del trabajo de resistencia aeróbica, el entrenamiento de fuerza muscular induce la hipertrofia, aumentando la fuerza y la potencia contráctil. El entrenamiento de fuerza en personas mayores puede realizarse con seguridad si está bien planificado, y se ha demostrado que pueden producirse ganancias de masa muscular y de fuerza comparables a las alcanzables en individuos más jóvenes mediante una estimulación de intensidad adecuada. El entrenamiento de fuerza aumenta los niveles de testosterona.

Aunque no tiene un impacto directo en la pérdida de masa muscular, el ejercicio aeróbico influye positivamente en la reducción de la masa grasa y, como ya se ha mencionado, de las endorfinas.

Hagamos una breve lista de los principales beneficios de la actividad física combinada: combate los síntomas depresivos y ansiosos que tienen una incidencia muy elevada en la tercera edad; aumenta la autoestima; tiene una función social de agregación; reduce el agravamiento de la degeneración cognitiva; previene, combate y reduce el agravamiento de ciertas patologías metabólicas como la hipertensión arterial, la diabetes mellitus tipo 2, la hipercolesterolemia, la hipertrigliceridemia.

También disminuye el potencial de fatiga; mejora la excursión articular y la movilidad; produce mejoras en el sistema cardiovascular con mayor volumen sistólico, mayor transporte de oxígeno, menor frecuencia cardiaca en reposo; beneficios en el sistema endocrino al combatir el descenso de hormonas como la GH, la testosterona, las hormonas tiroideas y aumentar la eficacia del sistema inmunitario. Por último, produce beneficios sobre el sistema nervioso, ya que la actividad motora oxigena eficazmente el cerebro, favoreciendo el paso de neurotransmisores que frenan la degeneración asociada a la edad.

Además de estos beneficios generales, también se han registrado efectos importantes y positivos sobre la actividad sexual.

Ha surgido claramente en más de un estudio realizado por varias universidades estadounidenses que correr en realidad mejora el rendimiento sexual. Se pidió a 78 hombres que realizaran una actividad física aeróbica moderada cuatro veces por semana. Al cabo de nueve meses, los hombres declararon que el número de relaciones sexuales había aumentado aproximadamente un 30% y el riesgo de disfunción había disminuido un 30% en comparación con los hombres sedentarios.

El entrenamiento provoca un aumento del flujo sanguíneo que, a su paso por las células endoteliales, las que forman el revestimiento de los vasos sanguíneos, las estimula para que produzcan más óxido nítrico, una sustancia clave en las erecciones. Los hombres de 55 a 65 años que corren más de 65 km a la semana tienen niveles más altos de testosterona y hormona del crecimiento que los sedentarios.

En cuanto a las mujeres, un estudio de cinco años de duración descubrió que el único factor que parece influir en el placer sexual femenino es el ejercicio, por lo que una mayor actividad se corresponde con una mejor satisfacción sexual.

En conclusión, desde luego no podemos decir que 50 km a la semana puedan evitar la calvicie o las canas, pero sin duda ayudan a mantener una vida sexual más activa.

Correr detrás de las mujeres nunca ha hecho daño a nadie. Lo peligroso es alcanzarlas. (Antonio Fogazzaro, escritor)

ACTIVIDAD FÍSICA, DEPORTE Y DISFUNCIÓN SEXUAL

La impotencia es aquel fenómeno que se produce cuando la fuerza de atracción de la tierra es mayor que la fuerza de atracción de la mujer. (Anónimo)

Veamos ahora cómo el ejercicio y el deporte en general pueden ser de alguna ayuda para superar estas disfunciones. El urólogo americano Drogo K. Montagne ha demostrado cómo el ejercicio es una verdadera barrera contra la disfunción eréctil. El ejercicio aeróbico ayuda a contrarrestar las enfermedades de los vasos sanguíneos, incluida la formación de placas lipídicas en las arterias, oclusiones que impiden que el flujo sanguíneo irrigue suficientemente el pene y favorecen así la aparición de problemas de erección. Otro estudio, realizado por un grupo de investigación portugués, destaca los beneficios de la gimnasia aeróbica, pélvica o combinada para la disfunción eréctil.

En resumen, el ejercicio parece ser una verdadera medicina. Una actividad motora constante y adecuada, como ya se ha mencionado, induce un aumento de la producción de testosterona, que incrementa el deseo sexual; de dopamina, el neurotransmisor que estimula el impulso de hacer; y de serotonina, que mejora el estado de ánimo y eleva los niveles de endorfinas, capaces de procurar un estado de excitación.

Sin embargo, no existe un programa de ejercicio específico para los hombres que buscan reducir el riesgo de disfunción eréctil. Pero un plan que incluya solo media hora de actividad todos o casi todos los días de la semana ofrece sólidos beneficios para la salud. Y no es necesario realizar esta actividad de una sola vez; puede dividirse en tres segmentos de 10 minutos. Puedes hacer jogging , usar la caminadora. Pero andar en bicicleta, nadar o dar caminatas rápidas alrededor de la cuadra también puede ser beneficioso. De hecho, caminar ha sido promocionado como un ejercicio casi perfecto porque personas de todas las edades y niveles de condición física pueden hacerlo. No daña las articulaciones ni eleva el ritmo cardíaco a un nivel que sería peligroso, especialmente para alguien que no está en buena forma.

Otra contribución importante la aportan los ya mencionados ejercicios de Kegel, que no afectan directamente al pene, sino al músculo pubococcígeo, y consisten en contraer y relajar los músculos del suelo pélvico. Los mismos músculos que, debidamente entrenados, facilitarían el orgasmo masculino. Este tipo de entrenamiento para hombres tiene como objetivo prolongar la erección y retrasar la eyaculación.

Otros ejercicios que pretenden aumentar el tono de los músculos perineales implicados en el acto sexual, así como el control voluntario sobre ellos, incluyen el ejercicio de la servilleta, cuyo objetivo es tonificar los músculos del suelo pélvico para lograr erecciones más potentes. Se coloca un trozo ligero de tela sobre el pene erecto y se sube y baja contrayendo y relajando los músculos pélvicos. Se empieza con dos o tres veces y se aumenta la frecuencia hasta diez. Se puede empezar con un Kleenex y luego subir, añadimos, hasta un mantel de doce.

Pasando a los trastornos sexuales femeninos, hay que decir que tienden a ser subestimados y muchas veces se han relacionado automáticamente con malestar psicológico. En realidad, en la base de las dificultades sexuales femeninas, hay muchas veces dolencias físicas que pueden ser tratadas, al igual que para los hombres.

Incluso para las mujeres, los ejercicios de Kegel les permiten desarrollar mejor sus músculos, los vaginales, es decir, los que intervienen en el orgasmo. Los beneficios para una mujer con una vagina fuerte son orgasmos mejores, más fáciles, más intensos y más fuertes. Mayor sensibilidad vaginal, más contacto con el pene.

Las razones de esta mayor sensibilidad son trivialmente físicas. A una masa muscular tonificada y desarrollada corresponde una irrigación sanguínea más copiosa de los tejidos. Y el aumento del flujo sanguíneo en la vagina aumenta la sensación de excitación y provoca una sensación de relajación más intensa durante las contracciones provocadas por el orgasmo.

Los ejercicios de Kegel consisten en una serie de contracciones vaginales. Se empieza intentando detener el flujo al orinar, contrayendo los músculos. Las contracciones deben durar tres segundos, al igual que la relajación, que es tan importante como la contracción, porque ayuda a liberar la tensión acumulada en los músculos vaginales. Es muy importante no utilizar los músculos del abdomen, las piernas o las nalgas, sino solo los músculos vaginales.

Una vez que comprenda exactamente cuál es el movimiento correcto, puedes empezar realizando tres series al día de diez contracciones de tres segundos cada una. Otra forma de entrenar los músculos que rodean la vagina es tumbarse con las piernas en posición de rana (rodillas flexionadas y plantas de los pies una contra otra). Así colocada, visualiza las paredes internas de la vagina e intenta juntarlas contrayéndolas como si quisieras detener el flujo de orina. La contracción debe durar seis segundos y luego relajarse otros seis. Se realiza durante diez minutos al día y conviene recordar que a veces estos ejercicios pueden conducir al orgasmo.

Mencionemos el ejercicio del ascensor, que se realiza tumbada y en el que los músculos de la vagina se contraen empezando por abajo y moviéndose hacia arriba como un ascensor imaginario. La contracción de cada estación se mantiene durante tres segundos. Se empieza con dos series que se repiten tres veces al día, aumentando gradualmente hasta cinco series tres veces al día.

Otra posibilidad es la contracción isométrica de la vagina y el pene. Tumbados, en el caso de la mujer, y sentados, en el del hombre, se realizan contracciones máximas durante unos diez segundos, seguidas de relajación. Para la mujer en particular, hay que tener en cuenta que los músculos vaginales, como todos los demás, se adaptan naturalmente a la ley del uso y del no uso.

La falta de actividad muscular se manifiesta en pérdida de volumen y tono, mientras que un aumento de estas cualidades con ejercicios especiales que mejoren el control voluntario y la participación activa en el movimiento intensificará las sensaciones subjetivas y el resultado final en términos de satisfacción.

La importancia de estos ejercicios se subraya con la creación de un gimnasio específico, el Pelvic Gym, un centro en el que se practica la rehabilitación del suelo pélvico con ejercicios de Kegel y el uso de técnicas de relajación que combinan kinesioterapia, electroterapia, biorretroalimentación y terapia manual para relajar los músculos perineales.

ACTIVIDAD FÍSICA Y DEPORTE EN LOS TRASTORNOS ALIMENTARIOS

Decidí seguir una dieta draconiana, eliminando el alcohol, las grasas y el azúcar. En dos semanas perdí 14 días. (Anónimo)

Básicamente, un obeso es una persona con una gran capa adiposa y que es sedentaria. El enfoque con estos individuos debe ser específico para reducir sus reservas de grasa. Lo ideal es encontrar una actividad física que aumente la tasa metabólica basal promoviendo un mayor consumo de calorías.

Sin embargo, antes de embarcarse en un programa de ejercicio, es necesario que un sujeto con sobrepeso se someta a una evaluación médica general exhaustiva.

El aumento del consumo de energía parece ser el factor determinante del éxito de la pérdida de peso basada en el ejercicio. Los mejores resultados duraderos se consiguen cuando la actividad física produce un gasto energético de al menos 2.500 kCal por semana. Un mínimo de 60 minutos de actividad física diaria de intensidad moderada puede ser necesario para evitar o limitar la recuperación del peso perdido en sujetos previamente obesos o con sobrepeso.

Investigadores de la Universidad de Madrid realizaron un estudio para comparar los efectos de distintos programas de actividad física, en combinación con una dieta hipocalórica, sobre las variables antropométricas y la composición corporal en sujetos obesos. Al final de la intervención, se observaron mejoras significativas dentro de los grupos en términos de peso corporal y masa grasa total.

El tratamiento de la obesidad en pacientes de 65 años o más es controvertido porque la pérdida de peso puede empeorar la fragilidad, acelerar la disminución de la masa muscular y ósea asociada a la edad y, en consecuencia, favorecer el desarrollo de sarcopenia y osteoporosis. Dado que el ejercicio tiene efectos positivos, el tratamiento de la obesidad en los ancianos podría beneficiarse de un programa específico de actividad física que se combinaría con una intervención dietética y conductual.

Un estudio reciente publicado en el *New England Journal of Medicine* indica que una combinación de ejercicios aeróbicos y de contra resistencia, junto con una dieta moderadamente hipocalórica, así como procedimientos conductuales, parecen ser los más eficaces para mejorar el estado funcional de los ancianos con obesidad.

A pesar de los beneficios de la actividad física regular, sigue siendo difícil para los profesionales sanitarios convencer a la gente de que haga al menos 30 minutos de ejercicio de intensidad moderada cinco días a la semana (75% de la frecuencia cardiaca máxima teórica) o ejercicio intenso durante 20 minutos al día tres días a la semana (75% a 85% de la frecuencia cardiaca máxima teórica).

Se necesita mucha disciplina, motivación y perseverancia para empezar a trabajar en el propio peso. Ayudar a las personas con sobrepeso o en estado de obesidad también puede ser un reto complejo, sobre todo a la hora de crear un programa de entrenamiento personalizado. En estos casos, es esencial tener en cuenta dos factores: la dificultad de movimiento con una amplitud articular reducida cuando la capa adiposa es abundante; y el riesgo de lesiones asociado a los movimientos rápidos que corren el riesgo de provocar traumatismos debido al gran peso del sujeto, que no es proporcional a su masa muscular.

Las directrices para el entrenamiento de personas con sobrepeso y obesidad pueden resumirse del siguiente modo.

El primer paso consiste en aprovechar las cualidades del agua, el elemento terapéutico ideal para muchas patologías relacionadas con problemas de movimiento, obesidad y sobrepeso. El medio acuático de la piscina es una dimensión segura en la que uno se mueve libremente, sin miedo ni limitaciones.

Para las personas cuyo peso y amplitud de movimiento les permiten realizar un entrenamiento en el gimnasio, tiene sentido empezar con el uso de equipos específicos. Por lo tanto, al principio deben evitarse casi por completo los ejercicios de cuerpo libre.

Es necesario trabajar actividades cardiorrespiratorias más suaves que correr, que permitan un gran gasto calórico pero minimicen el riesgo de lesiones. La bicicleta estática o la bici son dos buenas soluciones, pero hay que dosificarlas por los posibles problemas circulatorios.

En la última década, el *entrenamiento* en intervalos de alta intensidad (HIIT, por sus siglas en inglés) ha despertado un gran interés. Este tipo de entrenamiento se caracteriza por la realización de actividades vigorosas, breves e intermitentes, a menudo con el peso corporal como resistencia, intercaladas con descansos o ejercicios de baja intensidad.

Un número creciente de ensayos ha demostrado mejoras comparables o superiores en los resultados de salud cardio metabólica utilizando esta técnica en comparación con el entrenamiento continuo de intensidad moderada convencional.

Se ha demostrado que el HIIT produce beneficios similares, si no mayores, en el control glucémico, la presión arterial y la resistencia aeróbica, a pesar de que el compromiso de tiempo es relativamente menor.

He aquí un ejemplo sencillo de un entrenamiento de 20 minutos que consiste en: 5 minutos de marcha como calentamiento. 10 minutos de HIIT en los que alternas 10 segundos de pedaleo para las piernas o de bicicleta para los brazos, con 50 segundos de marcha en pendiente, 5 minutos de marcha como enfriamiento.

Por último, aparte de los programas de ejercicio especializados, la recomendación es mantenerse activo en todo momento, de pie el mayor tiempo posible; sin ascensores ni escaleras mecánicas, sino por las escaleras; sin coche ni autobús para desplazarse; sí en bicicleta o caminando.

Y POR ÚLTIMO: LAS DIEZ DIETAS MÁS FAMOSAS

Elegí hacer la dieta de zona.... y la zona estaba al lado de un buffet. (Anónimo)

Naturalmente, junto con un programa de ejercicio específico, la persona obesa tendrá que seguir un programa de dieta.

Sin entrar en detalles y solo para completar la información, a continuación se enumeran las diez dietas más populares. No todas son equilibradas y, en cualquier caso, deben ser prescritas por nutricionistas expertos en cada caso. Desafortunadamente, incluso en este campo, el bombo publicitario y una miríada de información pseudocientífica conducen a una gestión "hágalo usted mismo" con resultados que a menudo no solo son decepcionantes, sino que además ponen en riesgo su salud.

1) Dieta mediterránea

La dieta mediterránea es la estrella de todas las dietas, también elegida Patrimonio Cultural Inmaterial de la Humanidad en 2010. Es típica de los pueblos ribereños del mar Mediterráneo, Italia obviamente a la cabeza, y no es un régimen restrictivo, sino que, por el contrario, recomienda llevar una dieta muy variada, pero respetando ciertas proporciones: el 55% de las calorías diarias deben ser hidratos de carbono, el 15-20% proteínas y el 25-30% grasas. Además, es esencial preferir las grasas insaturadas, como el aceite de oliva virgen extra, a las saturadas, como la mantequilla.

2) Dieta DASH

La dieta DASH (acrónimo de Dietary Approaches to Stop Hypertension) se creó como una versión alternativa y saludable de la Dieta Mediterránea y está promovida en todo el mundo por la comunidad científica. Está pensada para combatir la hipertensión, pero también el colesterol malo y perder algunos kilos. Obviamente, se basa en la reducción del sodio, enemigo de la hipertensión, y de los alimentos que lo contienen. como el queso y los embutidos, permitiendo una ingesta diaria de dos gramos frente a los cinco gramos permitidos por la Organización Mundial de la Salud.

3) Crono dieta y dieta de ayuno

En este tipo de dieta (en plural porque existen muchas variantes), además de la cantidad de calorías, es importante respetar ciertos horarios. La crono dieta, que se basa en los ritmos biológicos del organismo, recomienda no tomar fruta al final de las comidas, sino siempre lejos de la comida y la cena, a primera hora de la tarde. Además, para los orientados a periodos de desintoxicación, en los que hay que beber y no tomar alimentos, hay que respetar pausas de ayuno dentro del día, para que el organismo no solo reponga sus reservas energéticas, sino que también se depure.

4) La dieta paleolítica

La dieta paleolítica se remonta a los antepasados de la prehistoria e insta a consumir alimentos más sencillos, cocinados con una cocción elemental, hervidos o a la plancha. Además, recomienda el consumo de frutas y verduras, preferiblemente crudas, bayas y semillas, al tiempo que impone una reducción de los hidratos de carbono, así como de los cereales, los productos lácteos y los azúcares refinados, ya que se trata de alimentos procesados, que obviamente el hombre prehistórico no podría tener.

5) La dieta disociada

La dieta disociada implica la ingesta de hidratos de carbono, grasas y proteínas en momentos diferentes del día, por tanto, separados unos de otros. Por poner un ejemplo muy sencillo: si almuerza pasta con salsa de tomate, no puede tomar un plato principal proteico, del mismo modo que si ha decidido darse un capricho con un filete por la noche, no puede tomar también un poco de pan. Además, los hidratos de carbono deben tomarse siempre al mediodía y las proteínas en la cena, mientras que las verduras deben estar presentes en todas las comidas.

6) La dieta de la zona

La Zona fue inventada por el bioquímico estadounidense Barry Sears y se basa en un patrón preciso. En cada comida hay que consumir un plato compuesto por un 40% de calorías procedentes de hidratos de carbono, un 30% de grasas y el 30% restante de proteínas. Además, hay que prestar atención a los posibles picos glucémicos reduciendo en exceso los hidratos de carbono simples.

7) Weight Watchers

Esta dieta es una educación dietética. Una persona sin actividad física o con un trabajo no muy exigente físicamente no debe consumir más de 1.300 calorías al día. La principal fatiga de todo el régimen hipocalórico es la carga mental (pensar en la comida puede llegar a ser obsesivo), por eso este programa incluye reuniones de grupo para comparar, pero también para apoyarse mutuamente. Y, por supuesto, para superar los problemas críticos y alcanzar los objetivos.

8) La dieta cetogénica

Es una dieta normo proteica baja en carbohidratos porque se basa en el principio de que la reducción del azúcar permite al organismo quemar las reservas de grasa. Se trata de un régimen complejo que induce al organismo a liberar cetonas en el torrente sanguíneo. La transición del uso de la glucosa circulante a la descomposición de la grasa almacenada como fuente de energía suele producirse en 2-4 días, consumiendo menos de 20-50 gramos de carbohidratos al día.

9) La dieta Atkins

Es una popular dieta baja en carbohidratos desarrollada en los años 60 por el cardiólogo Robert C. Atkins. Está estructurada en varias etapas para perder peso y tiene como objetivo el consumo correcto y equilibrado de todos los nutrientes. Según Atkins, la obesidad y los problemas de salud relacionados, como la diabetes de tipo 2 y las enfermedades cardiacas, son el efecto secundario de la clásica dieta occidental baja en grasas y rica en carbohidratos.

10) La dieta Plank

No se trata de un método científico para adelgazar, sino de un régimen de esquema fijo alto en proteínas, cuyos orígenes se desconocen, que promete la pérdida de varios kilos (nueve en quince días) siguiendo un menú universal. Plank elimina casi por completo los hidratos de carbono y las fibras, concentrándose sobre todo en las proteínas y el café, que se utilizan para proporcionar energía. Es un régimen que cambia el metabolismo y sin duda provoca una rápida pérdida de peso, pero existen numerosos riesgos para la salud.

CIRUGÍA BARIÁTRICA: VIDAS AL LÍMITE

'Todo límite tiene una paciencia'. (Toto')

La cirugía bariátrica es una opción indicada para todos los pacientes de entre 18 y 65 años, que padezcan obesidad de segundo grado (Índice de Masa Corporal o IMC igual o superior a 35) con enfermedades asociadas, como diabetes tipo 2, hipertensión, apnea del sueño, dislipidemia, artrosis o eventos cardiovasculares previos, u obesidad de tercer grado (Índice de Masa Corporal o IMC igual o superior a 40) incluso sin enfermedades asociadas.

Existen contraindicaciones: la cirugía bariátrica no puede aplicarse en ausencia de intentos conservadores previos, como una dieta seguida por un especialista, y en caso de incapacidad para cooperar en el seguimiento para el mejor éxito de la cirugía. Por lo tanto, la cirugía bariátrica no se recomienda a las personas que padecen alcoholismo, drogadicción, bulimia nerviosa o psicosis descompensada.

Existen cuatro procedimientos bariátricos validados internacionalmente, pero la gastrectomía en manga y el bypass gástrico representan por sí solos más del 80% de los procedimientos realizados. Luego hay otras técnicas que se utilizaron en el pasado, pero que ahora están casi en desuso, como la banda gástrica y la derivación biliopancreática.

El objetivo de la cirugía bariátrica es doble: la pérdida de peso y la resolución o prevención de comorbilidades graves, incluso mortales, a largo plazo asociadas a la obesidad.

Por último, desde el punto de vista farmacológico, existen actualmente productos inyectables, la liraglutida y la semaglutida, que se desarrollaron inicialmente para la terapia de la diabetes, pero que tienen un potente efecto contra el hambre, pudiendo hacer perder de 10 a 20 kilos de peso sin provocar hipoglucemias. El uso puede ser de gran ayuda en individuos con sobrepeso en la prevención de la obesidad, pero por supuesto la prescripción de estos fármacos debe ser realizada por especialistas en conjunción con una dieta adecuada.

Por último, el doble agonista experimental tirzepatida, actualmente en fase experimental, redujo el peso corporal hasta un 22,5% con la dosis más alta probada en comparación con el placebo. Se trata de datos iniciales, pero extremadamente prometedores para un enfoque multifactorial de esta enfermedad que ha adquirido la verdadera dimensión de una epidemia.

Buenas noticias: la Agencia del Medicamento ha aprobado una píldora que ayuda a adelgazar dando la impresión de sentirse saciado. La dosis recomendada es de cinco mil pastillas al día (Anonimo)

EN RESUMEN

Actividad física y deportes antiedad

La actividad física regular es el elemento central del estilo de vida junto con la adopción de una dieta adecuada. Esto ralentiza la involución relacionada con la edad de los sistemas fisiológicos implicados en el movimiento (neuroendocrino, inmunológico, cardiovascular, pulmonar, mùsculo esquelético), además de tener un impacto significativo en los factores de riesgo de las enfermedades crónicas.

Actividad física y deporte en la disfunción sexual

El ejercicio parece ser una verdadera medicina. Una actividad motora constante y adecuada induce un aumento de la producción de testosterona, que incrementa el deseo sexual; de dopamina, que es el neurotransmisor que estimula el impulso; y de serotonina, que mejora el estado de ánimo y eleva los niveles de endorfinas, capaces de procurar un estado de excitación.

Actividad física y deporte en los trastornos alimentarios

La combinación de ejercicios aeróbicos y de contra resistencia, junto con una dieta moderadamente hipocalórica y procedimientos conductuales, parecen ser los métodos más eficaces para mejorar el estado funcional de los ancianos con obesidad.

Cirugía bariátrica

La cirugía bariátrica es una opción indicada para todos los pacientes de entre 18 y 65 años, que padezcan obesidad de segundo grado con enfermedades asociadas, u obesidad de tercer grado, incluso sin enfermedades asociadas.

CAPÍTULO 8

CUANDO EL DEPORTE NO BASTA: FARMACOLOGÍA Y CIRUGÍA POR EL SEXO

FARMACOLOGÍA

Los tratamientos para el Alzheimer bajan, los medicamentos para la virilidad suben. Veremos ancianos con el pene duro, pero no recordarán para qué sirve. (Anónimo)

Si bien la actividad física y deportiva puede contribuir a mejorar los síntomas de ciertas patologías relacionadas con la actividad sexual, también existen apoyos farmacológicos válidos que, cuando el deporte y la actividad física no son suficientes, constituyen la primera elección terapéutica.

MEDICAMENTOS PARA HUMANOS

DISFUNCIÓN ERÉCTIL
Hay varias clases de medicamentos para la disfunción eréctil.

Por vía oral

Inhibidores de la fosfo-diesterasa tipo 5.
Todos estos fármacos deben tomarse antes de la actividad sexual. Sin embargo, la velocidad y la duración del efecto después de la ingesta varían
Viagra®: actúa en unos 30 minutos durante unas 4 horas.
Levitra®: actúa en unos 30 minutos durante unas 5 horas.
Cialis®: actúa en unos 16 minutos durante un máximo de
36 horas.
Spedra®: actúa en 15 minutos hasta 6 horas.
Cialis® (tadalafilo) (2,5 y 5 mg) puede tomarse diariamente, independientemente de las relaciones sexuales. Es útil para los hombres que no suelen planificar su actividad sexual o que tienen relaciones sexuales frecuentes.

Entendiendo que estos medicamentos deben ser prescritos por un médico especialista, en la actualidad no existen estudios de comparación directa, por lo que la elección de la terapia debe basarse en las características clínicas del paciente, en la presencia o ausencia de otras patologías. Es aconsejable una información adecuada para evitar fallos derivados de una ingesta incorrecta debido a la posible interacción con alimentos, alcohol u otros fármacos.

Terapia de inyección por vía intracavernosa

El alprostadil (prostaglandina E1) es el único de esta categoría autorizado en Italia. En dosis comprendidas entre 2,5 y 20 µg, induce erecciones válidas en aproximadamente el 80% de los sujetos tratados a los 5-10 minutos de su administración. Los efectos secundarios se producen principalmente a nivel local y están representados por dolor en el pene, generalmente leve, y hematomas locales.

Es un fármaco eficaz, aunque la terapia de inyección intracavernosa no suele ser bien aceptada y, además, no todos los pacientes son capaces de aprender l'uso correcto. Para remediar estos problemas, al menos en parte, se ha introducido más recientemente en el mercado una nueva formulación en crema, que se administra por vía transuretral 5-30 minutos antes del coito a través de un dispositivo específico.

Desgraciadamente, montando la ola de publicidad se ha producido un auto utilizaciòn por parte de individuos que, sin seren las categorías de pacientes que padecen ciertas enfermedades, han buscado en las píldoras actuaciones milagrosas de sexo extremo y desenfrenado. Por el contrario, hay que tener en cuenta que se trata de medicamentos sujetos a prescripción médica.

Entrar en una farmacia para comprar Viagra, que te digan que no te la dan y sentir impotencia. (Anónimo)

EYACULACIÓN PRECOZ

Aunque se trata de un trastorno bien definido, existen diferentes tipos. La eyaculación precoz no es igual para todos, diferentes causas desencadenantes requieren diferentes protocolos de tratamiento.

Anestésicos locales.

Una de las principales teorías sobre las causas de la eyaculación precoz es la hipersensibilidad genital. Por ello, la aplicación de anestésicos locales en el glande, como una crema o un spray, puede ser útil para algunos pacientes.

Es importante utilizar correctamente los anestésicos locales para conseguir una dosis óptima y evitar adormecer por completo el pene o los genitales de la pareja. Estos productos se aplican en el pene entre 10 y 15 minutos antes del coito para ayudar a retrasar la eyaculación.

Inhibidores selectivos de la recaptación de serotonina (ISRS).

Aunque ninguno de estos fármacos ha sido aprobado específicamente para el tratamiento de la eyaculación precoz, algunos se utilizan con este fin. Varios antidepresivos provocan un retraso de la eyaculación al aumentar el tiempo de latencia eyaculatoria.

A la hora de utilizar este tipo de fármacos, es importante valorar la dosis y el tipo de toma, ya sea antes de mantener relaciones sexuales o todos los días. Para ello es necesario seguir las instrucciones del especialista, que pueden variar en función del tipo de trastorno.

Terapia farmacológica específica.

La dapoxetina (Priligy®) es el único fármaco desarrollado específicamente para el tratamiento de la eyaculación precoz. Su ventaja es que tiene un efecto rápido y una duración corta, lo que significa que puede tomarse poco antes del coito.

Inhibidores de la fosfodiesterasa 5.

Pueden ser una excelente opción en pacientes que sufren eyaculación precoz secundaria a disfunción eréctil. Si la eyaculación precoz no mejora tras el tratamiento de la disfunción eréctil, los inhibidores de la fosfodiesterasa deben complementarse con otras opciones terapéuticas.

Terapia de inyección intracavernosa.

En los casos más graves de eyaculación precoz, como la eyaculación "ante portam", es decir, incluso antes de iniciar el coito con penetración, en los que otros tratamientos no han tenido éxito, el tratamiento con Alprostadil inyectable puede permitir al paciente mantener la erección incluso después de la eyaculación y reanudar el coito.

Muchos individuos con eyaculación precoz no responden a las modalidades terapéuticas individuales y requieren una terapia combinada.

ANORGASMIA

Una vez que el diagnóstico ha eliminado las causas orgánicas farmacológicas o psicológicas que requieren terapia especializada, puede intentarse el tratamiento con la administración de fármacos simpaticomiméticos que estimulan los centros nerviosos excitatorios responsables del orgasmo. Desgraciadamente, sin embargo, existen pocas pruebas en la literatura que demuestren la eficacia de la terapia médica. Parece derivarse alguna ventaja del uso de Cabergolina y Bupropión.

DESEO SEXUAL REDUCIDO

Testosterona

Una disminución de la testosterona puede deberse a muchas causas, normalmente el nivel de esta hormona disminuye con la edad hasta llegar a ser mucho más bajo después de la andropausia. La Sociedad Americana de Endocrinología considera que un nivel total bajo equivale a valores inferiores a 300 ng/dl. En el pasado, la única opción disponible era la inyección, que se sigue utilizando hoy en día porque es barata.

Las formulaciones orales presentan varias ventajas, como la flexibilidad de dosificación, la posibilidad de interrumpir la terapia en cualquier momento, la auto utilización del fármaco, pero son difíciles de dosificar correctamente debido a la influencia del hígado y los riñones en el metabolismo de la hormona.

Las terapias tópicas ayudan a mantener un nivel uniforme de testosterona en la sangre. El yeso medicado fue la primera formulación tópica disponible, pero tiene una alta incidencia de irritación cutánea.

La formulación más utilizada es un gel tópico. Suele aplicarse en los hombros o la parte superior de los brazos, una vez al día y, en comparación con el yeso no presenta inconvenientes estéticos ni prácticos.

Dehidroepiandrosterona (DHEA)

En EE.UU. se puede encontrar en los estantes de los supermercados, pero es una hormona y en Italia se necesita receta médica.

Se ha indicado que la DHEA mejora la energía, la composición corporal (aumenta la masa magra y los músculos), la sequedad (pelo, piel y vagina), la sexualidad, el estado de ánimo, la depresión, la osteoporosis, la fertilidad, el envejecimiento de la piel, la reacción al estrés y el sistema inmunitario.

Se llama la hormona de la juventud porque es la que más disminuye con la edad, ya a los 30 años, tanto en hombres como en mujeres.

MEDICAMENTOS PARA MUJERES

Como ya se ha mencionado, el estudio de las molestias sexuales ha sido, hasta hace poco, patrimonio exclusivo de los hombres, pero recientemente los estudios científicos también han desplazado su atención hacia la compleja esfera de la sexualidad femenina. En concreto, los problemas del sexo femenino se encuentran en la esfera del deseo sexual, ya que anatómicamente no posee una estructura similar al tejido eréctil del varón (salvo como vestigio embrionario) ni un proceso similar a la eyaculación (salvo por la secreción de las glándulas de Skene).

Flibanserina.

La nueva píldora rosa, Addyi, actúa influyendo en el estado de ánimo y el deseo. Está diseñada para tratar, a través de la regulación de ciertos neurotransmisores en el cerebro, el llamado deseo sexual hipoactivo, es decir, una condición de escaso o nulo deseo sexual. La propia FDA (Food and Drug Administration), que aprobó su uso en 2015, recomendó a pacientes y médicos que conocieran bien los riesgos asociados a este fármaco antes de decidirse a tomarlo.

El fármaco puede provocar una bajada importante de la tensión arterial, somnolencia e incluso síncope. Estos riesgos aumentan y son más graves cuando los pacientes beben alcohol o toman algunos otros medicamentos. En comparación con los importantes efectos secundarios, parece que los resultados del fármaco son muy pobres.

Scentuelle.

En Inglaterra se ha comercializado un yeso perfumado que se aplica en la muñeca y se inhala una vez cada hora, y que podría aumentar la libido de las mujeres. Una vez inhalado, simula los efectos en el cerebro de la dopamina, el neuromediador normalmente asociado a las sensaciones de placer, motivación y pasión, estimulando así el apetito sexual.

Lybrido y Lybridos.

Estas dos fórmulas, que actúan sobre los centros del placer y supuestamente facilitan el orgasmo femenino, deberían comercializarse en breve. Las píldoras combinan testosterona y sildenafilo (principio activo del Viagra) para Lybrido y testosterona más buspirona (un antidepresivo) para Lybridos. Se supone que la píldora rosa aumenta la motivación y la respuesta sexual física, como el flujo sanguíneo a los genitales y la lubricación, pero también tendría efectos en el cerebro, actuando sobre los niveles de serotonina y dopamina, dando más espacio a la zona que controla el placer y la atracción.

Para concluir esta digresion, hay que decir que las drogas reservadas al sexo femenino no han demostrado hasta la fecha efectos tan sorprendentes como las utilizadas para el sexo masculino.

El deseo de tomar medicamentos es quizás la gran característica que diferencia a los seres humanos de otros animales. (William Osler, médico)

Disfunción sexual debida al consumo de sustancias y drogas

Hay medicamentos que tienen efectos secundarios como su principal efecto. (Gerhard Uhlenbruck, médico)

Al igual que existen fármacos para los problemas sexuales de hombres y mujeres, existen fármacos para otras afecciones que pueden causar problemas en la esfera sexual.

Desgraciadamente, ste es el precio que hay que pagar debido a que cualquier elección terapéutica, incluso farmacológica, se caracteriza siempre por un equilibrio entre el riesgo de efectos secundarios y el beneficio para la patología principal.

Para realizar un diagnóstico de disfunción sexual debida al consumo de sustancias y drogas, en primer lugar es necesario valorar, a través de la historia clínica, la exploración física o los datos de laboratorio, si la presencia de síntomas es anterior al inicio del consumo de dichas sustancias y tiene una persistencia de una duración bastante consistente, de al menos un mes, incluso después de la interrupción del uso. Y, sobre todo, si existen otros factores que permitan atribuir la disfunción a factores psicológicos no relacionados con el uso o abuso de medicamentos o drogas.

La prevalencia de este trastorno aún no está clara. Los datos disponibles de la investigación internacional muestran que son principalmente los antidepresivos los que causan este tipo de trastorno: alrededor del 80% de las personas que toman este tipo de medicación lo padecen. El abuso de sustancias también parece estar muy correlacionado con los trastornos sexuales: los heroinómanos (60-70%) están más afectados que los consumidores de metanfetamina. El consumo excesivo de alcohol y nicotina también está significativamente correlacionado con la presencia de trastornos sexuales.

He aquí una lista de las drogas y sustancias más comunes asociadas a los trastornos sexuales.

DROGAS

- antidepresivos (los problemas encontrados se refieren principalmente a la consecución del orgasmo y a la eyaculación; en menor medida a la falta de deseo sexual o de erección)
- antipsicóticos típicos y atípicos (los problemas incluyen bajo deseo sexual, erección, lubricación, eyaculación, orgasmo)
- anticonceptivos
- sedantes
- estabilizadores del estado de ánimo como el litio o los anticonvulsivos (los problemas encontrados están relacionados con la disminución del deseo sexual)
- gabapentina (los problemas encontrados describen dificultades para alcanzar el orgasmo)
- benzodiacepinas (problemas de erección y dificultad para alcanzar el orgasmo)
- antihipertensivos: diuréticos, fármacos de acción central, bloqueantes alfa, bloqueantes beta
- medicamentos para el tratamiento de dislipidemias como la hipertrigliceridemia y la hipercolesterolemia
- medicamentos para la insuficiencia cardíaca
- medicamentos urológicos y endocrinológicos
- medicamentos gastroenterológicos

SUSTANCIAS VOLUPTUOSAS

Principalmente provocan problemas como disminución del deseo sexual, disfunción eréctil o dificultad para alcanzar el orgasmo:

- alcohol (abuso)
- opiáceos
- estimulantes (incluida la cocaína)
- metadona
- nicotina (abuso).

Hasta la fecha, los estudios se han centrado más en los efectos que las distintas sustancias tienen en los hombres, sin embargo, cualquier droga afecta al rendimiento y al comportamiento sexual de ambos sexos, pero esta incidencia depende del tipo de droga, la cantidad consumida, el tiempo de consumo, los factores ambientales y las expectativas individuales.

TRAUMATOLOGÍA

Mi esposa y yo hacemos posiciones sexuales tan acrobáticas que mantenemos la red de seguridad debajo de la cama. (Paolo Burini, actor)

Para nuestros deportistas, hombres y mujeres, que practican el sexo como deporte, es posible que se produzcan accidentes y traumatismos, que pueden dar lugar a periodos de abstención de la actividad, a la necesidad de rehabilitación médica y, en ocasiones, a tratamiento quirúrgico.

Traumatología de los genitales masculinos

En el sexo masculino, la lesión más temida es la fractura del pene

La fractura del pene puede producirse por una salida brusca del pene de la vagina y el posterior impacto con las zonas adyacentes, o por un exceso relacionado con los empujes coitales.

En concreto, el 43% de las fracturas se producen durante el coito, el 24% por flexión manual del pene, el 21% por darse la vuelta en la cama con el pene erecto mientras se duerme (¡qué mala suerte!) y el 6% durante la masturbación.

Si solo existe una lesión de la túnica albugínea, el síntoma suele caracterizarse únicamente por un dolor espontáneo durante la erección, y este estado es ciertamente menos traumático que cuando se produce también la rotura del cuerpo cavernoso, rico en sangre y altamente vascularizado. El sujeto nota la rotura inmediatamente con la sensación de un chasquido que se asocia a un dolor muy agudo, hinchazón del pene y su inmediata pérdida de erección. Se trata de una afección que requiere un tratamiento lo más precoz posible.

La intervención puede ser conservadora o quirúrgica. En los casos conservadores suele haber una recuperación de la función eréctil, pero con la posibilidad como resultado de fibrosis o calcificaciones que pueden dar lugar a curvaturas con la consiguiente necesidad de corrección quirúrgica. Cada vez se opta más por la corrección quirúrgica inmediata.

Otro problema que puede producirse es el desgarro del frenillo. Para quienes no estén familiarizados con la anatomía, se trata del fino colgajo de piel que une el glande con el prepucio, que puede desgarrarse y sangrar durante la actividad sexual. Esto no es grave, ya que suele curarse por sí solo en poco tiempo, pero puede reaparecer con el tiempo. En este caso, el consejo médico es someterse a la circuncisión.

Traumatología de los genitales femeninos

Aunque los traumatismos contusos de los genitales externos femeninos son poco frecuentes, la presencia de un hematoma vulvar está estrechamente relacionada con un mayor riesgo de lesión vaginal asociada. Las lesiones de la vulva y la vagina se asociaron a traumatismos pélvicos en un 30%, tras relaciones sexuales consentidas en un 25%, agresión sexual en un 20% y otros traumatismos en un 15%.

Los traumatismos de los labios mayores y menores son extremadamente raros y leves, y suelen resolverse en pocos días con medidas conservadoras.

CIRUGÍA

Además de la cirugía estrictamente terapéutica en los casos de traumatismos de los órganos genitales, se ha producido recientemente, en la ola de la proliferación de la cirugía estética en pos de cuerpos cada vez más perfectos, la aparición de toda una serie de operaciones estéticas que también afectan a los genitales, tanto femeninos como masculinos.

CIRUGÍA GENITAL FEMENINA

Mi mujer acaba de someterse a una operación de cirugía plàstica. Corté las tarjetas de crédito en dos. (Henny Youngman, cómico)

EL RETOQUE PARA ELLA
Muy pocas veces hablamos de la estética de los genitales femeninos pensando que una parte tan íntima del cuerpo generalmente no da problemas. En realidad, no verse bien a nivel de las partes íntimas implica un malestar importante que puede limitar la esfera sexual y posiblemente la serenidad de la vida.

En los últimos años, ha aumentado el número de solicitudes de cirugía estética de los genitales femeninos. Las correcciones pueden ser a veces puramente cosméticas, a veces funcionales con el objetivo de aumentar el placer.

En cualquier caso, además de los exámenes rutinarios, es necesario someterse a una exploración ginecológica exhaustiva para descartar enfermedades, sobre todo inflamatorias, con el fin de minimizar el riesgo de infección. Recurrir al uso del bisturí para mejorar la estética de los genitales es, en efecto, una posibilidad que debe considerarse con mucho cuidado.

Labioplastia reductiva de labios menores
El defecto más común de los labios menores es la hipertrofia, que también puede ser significativa con protrusión vergonzosa más allá de los labios mayores.

Si los labios menores son especialmente hipertróficos, pueden causar molestias e incluso dolor durante determinadas actividades deportivas, como montar a caballo o en bicicleta, o durante las relaciones sexuales.

También puede haber asimetrías importantes. El defecto puede corregirse mediante la reducción y remodelación adecuada y simétrica de los labios menores con una intervención que se realiza con anestesia local, posiblemente combinada con sedación.

Labioplastia de labios mayores
Los labios mayores deben estar bien definidos, firmes y turgentes, superpuestos a los labios menores pero sin ser demasiado pronunciados.

A veces pueden ser exuberantes e hipertróficas y, en tales casos, se recomienda su reducción mediante escisión quirúrgica o liposucción. Pero es más frecuente encontrar aquí el problema contrario, que conduce a operaciones de relleno con injertos de tejido adiposo mediante la técnica de lipofilling con muestras procedentes del abdomen o de la cara interna de los muslos.

De este modo se consiguen unos labios mayores, más turgentes y de aspecto más joven. La intervención puede realizarse con anestesia local y sedación.

Modelización del Monte de Venus
Un monte de Venus de aspecto agradable debe ser turgente y ligeramente lleno. A veces puede ser excesivamente protuberante, con características casi masculinas que pueden resultar embarazosos, mientras que más raramente puede ser más bien aplanado, incluso ahuecado. Es posible corregir ambos defectos.

En caso de hipertrofia, se realiza una liposucción bajo anestesia local, que proporciona resultados interesantes. En caso de hipotrofia y envejecimiento del tejido subcutáneo, se puede realizar un trasplante de tejido adiposo, consiguiendo una buena firmeza con resultados muy naturales. Ambos procedimientos pueden realizarse con anestesia local y permiten una rápida reanudación de la vida laboral.

Rejuvenecimiento de la vagina
Con el tiempo, la vagina tiende a relajarse y dilatarse. Desde hace algún tiempo, existen operaciones que tienden a reducir las dimensiones del orificio vaginal y de la porción más externa de la vagina, aumentando el tono muscular para reducir la relajación y mejorar simultáneamente la sensación sexual. Estas operaciones se realizan bajo anestesia local con sedación y requieren vigilancia postoperatoria debido al riesgo de hemorragia. Alternativamente, o en combinación, la vagina puede tonificarse superficialmente con inyecciones de tejido adiposo para reforzar la pared y reducir el diámetro de la vagina.

CIRUGÍA GENITAL MASCULINA

La cirugía estética también ha demostrado su utilidad para los hombres. Especialmente para los cirujanos. (Guido Clericetti, escritor)

EL RETOQUE PARA ÉL

Los hombres suelen tener una fijación psicológica cuando van al gimnasio, llamada síndrome del vestuario. Siente que, en comparación con otros hombres, su órgano sexual es inadecuado.

Tiene miedo de mostrarse desnudo cuando su pene no está erecto. En ese caso, quiere alargarlo o agrandarlo.

Análogo al anterior es el llamado síndrome de Pulgarcito. El nombre, irónico y juguetón, esconde un trastorno que se consuma en la creencia y fantasía del paciente de que su pene es pequeño y, por tanto, no está a la altura del rendimiento sexual deseado y esperado. Para quienes no están satisfechos con su pene, la cirugía puede ayudar.

La faloplastia es una intervención quirúrgica cuyo objetivo es crear un pene estéticamente bien formado, del tamaño adecuado, funcional para el paso de la orina y, por último, dotado de sensibilidad táctil y capacidad de erección.

Aumentar el tamaño del pene sin ayuda de prótesis es posible con la cirugía de alargamiento de pene, que consiste en cortar el ligamento suspensorio del pene que lo une con el pubis. De esta forma, la parte del pene situada en el interior, que tiene una media de 7 cm, sobresaldrá hacia el exterior, ganando una media de 3-6 cm más. Se utilizan métodos de sutura especiales para fijar el ligamento diseccionado de modo que no vuelva a su posición original tras la cicatrización.

Lipoescultura. Muchos hombres pueden tener un problema con las proporciones del pene. Es posible tener un tamaño adecuado en longitud pero un déficit en diámetro, el famoso pene en palito de pan.

Aquí también es posible intervenir, aumentando el diámetro del pene mediante liposucción en dos zonas, en una zona donante subcutánea y en la zona pre púbica. De esta forma se obtendrá grasa suficiente para realizar un lipofilling a nivel del pene, aumentando el diámetro y eliminando la acumulación de grasa en la región púbica que hace que el pene sea visualmente más pequeño.

Prótesis de pene

Las prótesis de pene pueden ayudar a pacientes con disfunción eréctil que no responden a la medicación, como fumadores y diabéticos o prostatectomizados tras prostatectomía radical por cáncer de próstata.

Los primeros intentos de sustituir la rigidez del órgano masculino se pierden en la noche de los tiempos, pero la prótesis de pene vio la luz en 1970. Existen varios tipos de prótesis, como las blandas, de diámetro muy reducido (10 mm) y buenos resultados estéticos.

Las prótesis no hidráulicas, también conocidas como prótesis semirrígidas, incluyen las prótesis maleables y mecánicas, poco utilizadas en la actualidad. Ambas consisten en un cuerpo de silicona con una estructura de soporte moldeable en su interior. El paciente puede colocar el pene en cualquier dirección simplemente flexionando el implante protésico, simulando así una erección y su resolución.

Prótesis hidráulicas de pene de tres componentes. Son, con diferencia, las más utilizadas. También conocidas como bombas de pene, se dividen en bicomponentes y tricomponentes. Las primeras constan de dos cilindros hinchables que encajan en el interior de los dos cuerpos cavernosos y un depósito de bomba colocado en el escroto. Los tricomponentes también tienen un depósito más grande que encaja en el abdomen, en el espacio prevesical. Se prefieren estos últimos, ya que ofrecen el mejor resultado tanto desde el punto de vista estético como funcional.

En conclusión, en las manos adecuadas, la prótesis de pene es una solución que permite un alto grado de satisfacción para la pareja y para el enfermo de deficiencia eréctil severa, que de otro modo no tendría otra posibilidad de recuperar una vida sexual plenamente satisfactoria.

Es importante considerar una información preoperatoria adecuada, con la participación de la pareja, y remitir a especialistas dedicados a la andrología, y a la cirugía protésica en particular.

Puedo aceptar la derrota, todo el mundo fracasa en algo. Pero no puedo aceptar dejar de intentarlo. (Michael Jordan, atleta)

EN RESUMEN

Medicamentos para hombres

Existen buenos soportes farmacológicos que, cuando el deporte y la actividad física no son suficientes, constituyen la primera elección de tratamiento.

Medicamentos para mujeres

Los fármacos reservados al sexo femenino hasta la fecha no han demostrado efectos tan sorprendentes como los utilizados para el sexo masculino.

Disfunción sexual debida a sustancias o drogas

Al igual que existen fármacos para los problemas sexuales de hombres y mujeres, existen fármacos para otras afecciones que pueden causar problemas en la esfera sexual.

En el caso de nuestros deportistas, es posible que se produzcan accidentes y traumatismos, que pueden dar lugar a periodos de abstención de la actividad, a la necesidad de rehabilitación médica y, en ocasiones, a tratamiento quirúrgico.

Además de la cirugía estrictamente terapéutica en casos de traumatismos en los órganos genitales, recientemente se ha producido, en la ola de la proliferación de la cirugía estética en la búsqueda de cuerpos cada vez más perfectos, la aparición de toda una serie de cirugías estéticas que también afectan a los genitales, tanto femeninos como masculinos.

Cirugía femenina

Las solicitudes de cirugía estética correctora de los genitales femeninos pueden ser a veces puramente cosméticas, a veces funcionales con el objetivo de aumentar el placer.

Cirugía masculina

Las solicitudes de cirugía estética correctiva de los genitales masculinos suelen ir dirigidas a modificar el tamaño del pene y alargarlo.

Las prótesis de pene pueden ayudar a pacientes con disfunción eréctil que no responden a la medicación, como fumadores y diabéticos o tras prostatectomía radical por cáncer de próstata.

CAPÍTULO 9

FALSOS MITOS Y FAKE NEWS

Los mitos están hechos para que la imaginación los anime. (Albert Camus, escritor)

No hay nada más verdadero que la falsedad. Y no hay campo más fértil que el del sexo, donde mitos, creencias y leyendas se mezclan hasta la confusión, marcando la vida del *Homo sapiens* en los últimos 250.000 años. Ni siquiera nosotros, los últimos representantes de nuestro tiempo, escapamos a esta regla.

La duración del coito

Tenía un amigo que sufría tal eyaculación precoz que, mientras se quitaba los calzoncillos con una mano, se encendía un cigarrillo con la otra. (Comix, revista satírica)

¿Es posible asignar un tiempo al sexo? La búsqueda del rendimiento perfecto, en términos de duración, puede fomentar relaciones sexuales irreales e ilusorias, a las que siguen sentimientos de decepción e insatisfacción.

En realidad, la respuesta es simple: la duración adecuada de las relaciones sexuales es el tiempo necesario para que ambos miembros de la pareja queden mutuamente satisfechos.

Una encuesta realizada entre la población estadounidense, en la que se investigaba la percepción del tiempo adecuado en la cama, reveló que para muchas mujeres siete minutos es demasiado poco, mientras que para otras es más que suficiente. En opinión de los hombres, en cambio, casi siempre es deseable la mayor duración posible.

Es importante destacar que la duración correcta del coito no puede cuantificarse simplemente por el tiempo que tarda el hombre en alcanzar la eyaculación, sino que también incluye el tiempo que tarda en alcanzar del orgasmo por parte de la mujer. Los investigadores Master y Johnson descubrieron que los hombres tardan unos 4 minutos en alcanzar el orgasmo, y las mujeres entre 10 y 20 minutos. Para ser satisfactoria y de calidad, una relación sexual no debe durar demasiado.

Según un estudio estadounidense-canadiense, un coito de 1 a 2 minutos es demasiado corto; adecuado de 3 a 7 siete minutos; de 7 a 13 es deseable; de 13 a 30 es demasiado largo. Por tanto, la relación óptima es la que entra en la categoría de adecuado o deseable, excluidos los juegos preliminares.

Trece minutos representan el umbral de atención, más allá del cual uno no puede estar fisiológicamente tan atento a lo que está haciendo. La mente tiende a perder interés en la pareja y en lo que ocurre entre las sábanas, con efectos nocivos sobre la implicación emocional y pasional.

En el sexo nada es pronto y nada es tarde, ya que todo tiene su propio timing, que varía según las personas, las situaciones y los momentos. La búsqueda del número mágico es absolutamente subjetiva, poque el momento adecuado varía de una pareja a otra, la forma de tener relaciones sexuales, la química con su pareja, los deseos de ambos y el estado emocional y físico del momento.

Hay quienes prefieren un coito rápido y carnal dedicado solo al abrazo final y quienes, por el contrario, optan por un tipo de coito más lento que implique todos los sentidos. Por tanto, podemos volver a la afirmación inicial: la duración ideal es aquella que permite disfrutar a ambos miembros de la pareja.

Pero, ¿es gratificante el sexo rápido? La sexualidad vivida de forma rápida y furtiva puede ser muy gratificante, ya que aumenta el grado de excitación de ambos miembros de la pareja.

La rapidez no va en detrimento del rendimiento, sino que es el punto fuerte de esta práctica sexual. El hombre puede dejarse llevar sin tener que controlar su excitación, su erección y sin tener que dedicarse a los preliminares.

Para la mujer, que suele preferir una sexualidad lenta y envolvente, todas las energías se canalizan únicamente hacia el placer. Tal vez, en lugar de cuestionar la duración del coito, convendría preguntarse cuánto debería durar para uno mismo.

Longitud del pene

Hice una audición para una película porno, pero como no tenía el tamaño adecuado solo me dejaron hacer un cortometraje. (Paolo Burini, escritor)

Y llegamos a la pregunta de preguntas que atormenta a los varones de todas las latitudes y épocas. ¿Qué longitud debe tener el pene? Todas las civilizaciones se han centrado en el tamaño y la forma, definiendo modelos de perfección estética y funcional.

El modelo deriva de tres factores fundamentales que bien expresados dan la imagen de un hombre poderoso: integridad física, capacidad reproductiva y capacidad erótica. Tener un pene acorde con el mejor modelo siempre ha sido un objetivo fuerte.

Ya en el Kama Sutra se mencionaba el tamaño, dividiendo a los hombres en tres categorías: liebre entre 5 y 7 cm en erección, toro entre 10 y 15 cm y caballo entre 18 y 20 cm. Las variaciones individuales son numerosas y ocupan una amplia gama de configuraciones tanto en tamaño como en forma y su combinación.

Esto condujo a la comprobación del tamaño y la forma de los grupos de población para disponer de una imagen utilizable de los valores medios de tamaño y forma, flácidos y erectos. En resumen, se puede suponer razonablemente que el tamaño del pene en reposo de la población general es del 95%, 9 cm (con una variación de más o menos 4 cm) y de 3-4 cm de diámetro en la parte media del cuerpo.

Cuando el pene está erecto, mide 15 cm (con una variación de más o menos 3 cm) y 4-5 cm de diámetro a la mitad del cuerpo. Conviene disipar algunos mitos: el primero es que existe una relación entre el tamaño del pene en reposo y el del miembro en actividad. No es así en absoluto, porque la anatomía del órgano es muy variable.

De hecho, existen dos tipos de pene según la anatomía y la fisiología humanas: el *shower* y el *grover*. El primero, literalmente el que se exhibe, es largo, incluso cuando está flácido y no crece tanto una vez erecto. El segundo, el que crece, es pequeño en reposo y crece más durante la erección.

¿Pero de qué depende? De los genes, que en un caso hacen que el tejido sea más elástico. Que conste que se calcula que el 80% de los hombres tienen el pene *grower,* y solo el 20% *shower.*

Un estudio realizado en 15.000 hombres de distintos países del mundo demostró que la media en reposo es de 9,13 centímetros, mientras que la media durante la actividad es de 13,12 centímetros. Uno de cada mil hombres examinados alcanzó los 22 centímetros. De este estudio se desprende que menos del 2% de los hombres tienen un pene más pequeño de lo normal.

El método de medición, que es extremadamente científico, utiliza la BPEL (Bone Pressed Erect Length), que es la medida dorsal desde el hueso púbico hasta la punta del glande, o la BPEL (Bone Pressed Flaccid Length), en la que la medida se toma cuando el pene está flácido. La circunferencia, por su parte, se evalúa en el punto de mayor diámetro, que suele estar en la base.

En cuanto a los diferentes grupos étnicos, he aquí un cuadro resumen que confirma en cierta medida la *vox* populi según la cual los africanos estarían por encima de la media y los asiáticos por debajo. Pero no garantizamos de la veracidad de las fuentes.

Ubicación	Continente	Pene mediano (cm)
1	África	16.92
2	América del Sur	16.32
3	Norteamérica	15.71
4	Europa	15.64
5	Oceanía	15.01
6	Asia	13.73

Dos de 17 estudios señalaron una débil correlación entre la longitud del pene y la talla de calzado, pero todos los demás no, al igual que no se demostró relación alguna entre el tamaño genital, la altura y el índice de masa corporal.

Lo importante es recalcar que si no tiene relaciones sexuales durante mucho tiempo, su pene se acortará uno o dos centímetros. Así que, señores hombres, pónganse a entrenarlo.

El tamaño de la vagina

Mea vulva, mea màxima vulva. (Sophie Kennedy Clark, actriz)

Y pasemos a analizar la otra mitad del cielo. La vagina es un conducto mùsculo membranoso que se extiende desde los órganos genitales externos, la vulva, hasta el útero y que recibe el pene durante el coito. Tiene una longitud media, medida desde el orificio vaginal hasta el cuello uterino, de 6-7 cm, aunque sus paredes internas, debido a su conformación, son algo más largas.

No te sorprendas si estas medidas no se corresponden con las de un pene erecto, ya que el pene nunca penetra completamente en la vagina, que sigue siendo muy elástica y extensible, estirándose fácilmente entre 3 y 4 cm.

Algunas vaginas son tan elásticas que pueden recibir un pene más grande.

Detrás del cuello del útero, en los dos últimos centímetros de la vagina, hay un *cul de sac*, un diminuto pasaje del canal vaginal. Esta diminuta zona es extraordinariamente rica en terminaciones nerviosas y tan sensible al mero contacto que puede crear orgasmos instantáneos. Por desgracia, huelga decir que es de difícil acceso.

Sexo punto por punto

Algunos se vuelven locos buscando el punto G: yo me conformaría con acercarme más. (Lópezzone, comediante)

¿Y los famosos puntos? Punto G, punto A, punto C... pero ¿cuántos puntos hay para estimular el placer? Probablemente más de los que imaginas. Los científicos no siempre se ponen de acuerdo sobre la existencia o no de los distintos puntos de placer.

Las zonas de referencia pueden identificarse ampliamente, pero hay menos acuerdo sobre las coordenadas para encontrar los puntos precisos en todos los humanos. Tal vez sería útil disponer de un GPS.

Punto A El punto A es la zona erógena del fórnix anterior y está situado justo encima del punto G, es decir, en el canal vaginal, un poco más arriba.

Punto C En realidad no es un punto, sino que se trata del clítoris, uno de los órganos del aparato genital femenino. Está situado en la parte superior de la vulva, mide solo unos milímetros, pero tiene unas 8.000 terminaciones nerviosas.

Punto G Su descubrimiento se atribuye al ginecólogo alemán Ernst Gräfenberg en los años cincuenta. Sin embargo, el mito de esta zona erógena fue creado por dos médicas estadounidenses en 1982, Alice Lada y Beverly Whipple que, interpretando unas frases de un artículo del médico e investigador alemán, identificaron esta zona y, para rendir homenaje al desprevenido descubridor, decidieron llamarlo punto G. Los conocimientos ginecológicos actuales parecen confirmar su existencia.

Punto K No está claro si se trata de una zona situada por encima del ano o la que combina el final de la vagina y el principio del cuello uterino. De momento sigue siendo uno de los puntos menos conocidos, pero este halo de misterio lo hace más interesante.

Punto L Si en las mujeres existe el punto G, en los hombres hablamos del punto L. Es la zona erógena situada cerca de la próstata y se estimula con el masaje prostático o milking.

Punto U El punto U se encuentra exactamente en la boca de la uretra, o en la abertura vaginal, entre el orificio vaginal y el clítoris.

¿Surgirán otros puntos en el futuro? No lo sabemos, aun así sería interesante combinar todos los puntos y ver qué sale.

Récords en sexo

La primera regla de una vida sexual sana es no tomarse demasiado en serio. (Robin Williams, actor)

La búsqueda del récord, la superación de los propios límites y la curiosidad por los fenómenos fuera de lo común han caracterizado siempre la naturaleza humana. Naturalmente, el sexo tampoco ha sido una excepción y han surgido una serie de listas más o menos completas de récords sobre los aspectos más variados de la sexualidad y la actividad sexual.

El récord oficial del pene más largo lo ostenta el estadounidense Jonah Falcon, cuyo pene en reposo mide 24 cm y alcanza los 34,2 cm en erección, el equivalente a la longitud de una botella de plástico de 1,5 litros.

El pene más pequeño conocido mide 0,99 cm.

El clítoris más largo mide 25 cm y se menciona da W.F. Benedict en su estudio *The Sexual Anatomy of the Woman* (teniendo en cuenta que la longitud normal suele ser de 2-2,5 cm).

El orgasmo masculino más rápido dura menos de 10 segundos, el femenino menos de un minuto.

En términos de ayuda, el afrodisíaco más antiguo conocido en Occidente sigue siendo la mandrágora, mientras que en Oriente se utiliza mucho el ginseng.

Y llegamos a la duración récord de la erección. En el caso de los actores porno sin ayuda de productos farmacológicos, es de dos horas y media como máximo. Pasado este tiempo, se entra en un estado patológico conocido como *priapismo*, llamado así por el antiguo sátiro Príapo, representado con un pene enorme. El priapismo produce una erección persistente que no va acompañada de excitación o deseo sexual. Después de tres o cuatro horas de erección, debe buscarse atención médica para evitar daños en los tejidos del pene.

El recordman de masturbación es el japonés Masanobu Sato, que en 2009 alcanzó las 9 horas y 58 minutos. En el ámbito femenino, Kitty Kat se masturbó durante 7 horas y 6 minutos en 2008.

Los récords se lograron durante Masturbate-a-thon, un evento anual en el que los participantes se masturban para recaudar fondos con fines benéficos. También en 2008, Michael Hariprem logró 31 orgasmos y Monster Lady hasta 20. Relaciones sexuales en un solo día: Lisa Sparxxx, actriz porno en 24 horas fue penetrada por 919 hombres, uno cada dos minutos. Otro récord se refiere a la longitud alcanzada por la eyaculación, con Horst Schultz superando los 5 metros y 71 cm, mientras que la eyaculación más rápida alcanzó los 68,7 km/h.

La vagina más grande fue la de Anna Swan, que vivió a finales del siglo XIX y alcanzó los 48 cm.

El mayor número de orgasmos en una hora: 134 para una mujer, 16 para un hombre. El orgasmo fisiológico femenino más largo fue de 3 horas. Un hombre levantó 113 kg con el pene, una mujer levantó 14 kg con la vagina. El beso más largo fue de 58 horas, 35 minutos y 58 segundos. ¿Qué podemos decir? En comparación con algunos récords, quedan dudas sobre la confiabilidad de ciertos datos.

Por último, en la relación entre sexo y deporte, queremos cerrar con algunas reflexiones sobre uno de los dilemas fundamentales que se debate desde hace tiempo. ¿Tiene la actividad sexual algún efecto sobre el rendimiento deportivo? ¿Deben los deportistas abstenerse de toda actividad sexual antes de una competición para obtener el máximo rendimiento?

La creencia en los beneficios de la abstinencia antes de una competición deportiva, que siempre ha estado presente en el mundo del deporte, no parece estar respaldada por datos fiables que establezcan su eficacia desde un punto de vista científico.

Sin embargo, Mohammed Ali afirmaba que necesitaba al menos seis meses de abstinencia antes de un encuentro y Alfredo Binda, uno de los mejores ciclistas de la historia, solía decir que las razones de su éxito residía en permitirse una sola relación sexual al año.

El canadiense Ben Johnson, por su parte, no desdeñó la presencia de un par de chicas guapas en su habitación la noche anterior a la carrera para... calentar. Dave Wottle, medalla de oro en los 800 metros de Múnich 1972, y la esquiadora Kerrin Lee Garnet, medalla de oro en el descenso de Albertville en 1992, afirmaron que su brillante rendimiento también se debió al sexo previo a la competición. Bob Beamon batió el récord mundial de salto de longitud en los Juegos Olímpicos de México 1968 tras una noche de sexo.

Actualmente, existen dos estudios sistemáticos publicados en revistas científicas que han investigado el efecto de la actividad sexual en el rendimiento de los deportistas. En ambos se llegó a la conclusión de que no había pruebas suficientes que apoyaran la existencia de efectos negativos tras las relaciones sexuales sobre el rendimiento deportivo en términos de fuerza y resistencia.

En este sentido, baste recordar que en los últimos Juegos Olímpicos de Tokio, a pesar de los estrictos controles y restricciones debido a la pandemia, se distribuyeron unos 150.000 preservativos entre los atletas, pocos en comparación con los 450.000 de los Juegos Olímpicos de Río de Janeiro. Más sexo y deporte que esto....

EN RESUMEN

La duración del coito

Según un estudio estadounidense-canadiense, un coito de 1 a 2 minutos es demasiado corto; de 3 a 7 siete minutos es adecuado; de 7 a 13 es deseable; de 13 a 30 es demasiado largo. Por tanto, la relación óptima es la que entra en la categoría de adecuado o deseable, excluidos los juegos preliminares.

Longitud del pene

Se puede suponer razonablemente que el tamaño del pene de la población general es de 9 cm en el 95% (más o menos 4 cm de variación) y 3-4 cm de diámetro en la parte media del cuerpo. En erección, el pene mide 15 cm (con una variación de más o menos 3 cm) y tiene un diámetro de 4-5 cm en la parte media del cuerpo.

El tamaño de la vagina

Tiene una longitud media, medida desde el orificio vaginal hasta el cuello uterino, de 6-7 cm, aunque sus paredes internas, debido a su conformación y elasticidad, son algo más largas.

Sexo punto por punto

Punto G, punto A, punto C, punto K, punto U... pero ¿cuántos puntos hay para estimular el placer? Probablemente más de los que imaginas. Los científicos no siempre se ponen de acuerdo sobre la existencia o no de los distintos puntos de placer. Pueden identificar ampliamente las zonas de referencia, pero están menos de acuerdo en las coordenadas para encontrar los puntos precisos en todos los seres humanos.

Récords en sexo

La búsqueda del récord, la superación de los propios límites y la curiosidad por los fenómenos fuera de lo común han caracterizado siempre la naturaleza humana. Naturalmente, el sexo tampoco ha sido una excepción y han surgido una serie de listas más o menos completas de récords sobre los aspectos más variados de la sexualidad y la actividad sexual.

CAPÍTULO 10

EL SEXO COMO TERAPIA

Si el sexo alarga la vida, supongo que mis horas están contadas. (Anónimo)

El deporte es bueno para el sexo y el sexo es bueno para la salud.

Tanto si nos entrenamos para los partidos más importantes de nuestra vida, como si nos rehabilitamos para evitar los fracasos más embarazosos, al final el objetivo es tener sexo, mejor y durante más tiempo. Porque más allá de lo ya dicho sobre que el sexo es una necesidad primaria y el orgasmo el momento más místico de la vida, numerosas evidencias científicas confirman que el sexo también puede ser terapéutico. Menos ansiedad y depresión, pérdida de peso, menor riesgo de infartos, mayor inmunidad a las enfermedades y longevidad.

Por otra parte, un estudio de la Universidad Rutgers de Nueva Jersey, en Estados Unidos, demuestra que un orgasmo, gracias a la abundante producción de endorfinas, tiene el mismo efecto que dos aspirinas. El Instituto de Investigación Médica Werner Habermehl de Hamburgo (Alemania) afirma que las relaciones sexuales regulares estimulan la inteligencia, debido al aumento de la producción de adrenalina y cortisol, estimulantes de la materia gris.

El Dr. David Weeks, investigador del Hospital Real de Edimburgo (Escocia), afirma que practicar sexo al menos tres veces por semana alarga la esperanza de vida una media de diez años. Los problemas más frecuentes de los varones, es decir, las enfermedades cardiovasculares, disminuyen visiblemente.

El sexo como la vitamina C. Según un estudio americano de la Universidad Wilkers de Pennsylvania revela que practicar sexo varias veces por semana previene los resfriados. Una actividad sexual sana y constante aporta a sustancial aumento en producción de inmunoglobulina A, la primera defensa del organismo contra la gripe y, de hecho, el resfriado.

Es concebible que más o menos todo el mundo se haya dado cuenta de cómo la actividad sexual puede dar una sensación de bienestar general. Muchos médicos coinciden en que el sexo ayuda a ahuyentar ese molesto dolor de cabeza.

Estudios recientes han demostrado que el aumento de los niveles de oxitocina, una hormona que se libera durante el orgasmo, alivia este tipo de molestias, así como los calambres y el dolor muscular en general. El sexo también ayuda a reducir el estrés, razón por la cual muchos hombres, pero también mujeres, se quedan dormidos después del sexo.

De ahí que quienes mantienen relaciones sexuales con regularidad duerman mucho mejor por la noche y estén más activos durante el día. Entre los beneficios que puede aportar la actividad sexual se encuentra también el aumento de la oxigenación del organismo. Esto no es poca cosa, ya que tiene el poder de hacernos más jóvenes. Durante el coito, el aumento del ritmo cardíaco intensifica el flujo de sangre a los órganos, incluido el cerebro.

Pero eso no es todo. Cada vez que se alcanza el orgasmo, aumenta la hormona dehidroepiandrosterona DHEA, que a su vez ayuda a mantener sanos el sistema inmunitario, los tejidos, la piel y, en general, actúa como antidepresivo. Si a esto añadimos que, en los hombres, el aumento de los niveles de testosterona después del sexo fortalece los huesos y los músculos y mantiene sano el corazón, mientras que en las mujeres el aumento de estrógenos las protege de las enfermedades cardíacas, nos damos cuenta de que son muchos los beneficios del sexo.

Además, cuando las mujeres practican sexo producen más estrógenos, lo que puede hacer que el cabello brille y la piel quede suave. El sexo libera endorfinas en la sangre, produce una sensación de euforia y deja una sensación de bienestar y tranquilidad.

Algunos estudiosos han llegado a decir que el sexo puede compararse a un antihistamínico natural que limpia la nariz y puede ayudar a combatir el asma y la fiebre alta.

Un estudio prospectivo realizado por Giles Graham, del Càncer Council Victoria de Melbourne (Australia), analizó a unos mil sujetos sanos y a otros tantos pacientes con cáncer de próstata. En los sujetos de entre 20 y 50 años con una actividad sexual intensa (4-5 eyaculaciones por semana), el riesgo de cáncer de próstata disminuyó un 33%.

En contraste, no solo con las reservas religiosas y las preconcepciones éticas imperantes, para Graham el autoerotismo como posible causa reprobable de las dolencias físicas (¡incluso la ceguera!) deberían, paradójicamente, verse bajo una luz diferente o, al menos, dejar de ser condenadas. Probablemente, el investigador australiano no podía prever que sus datos podrían utilizarse para apoyar involuntariamente iniciativas cuando menos desconcertantes.

Desde 1998, el autoerotismo ha sido incluso objeto de maratones anuales de masturbación pública *sin fines de lucro,* de los que se informa regularmente en la web Masturbate-a-thon, durante los cuales se baten incluso récords de horas cada año, como hemos visto.

No condenes la masturbación: es la última forma de tener sexo con alguien a quien amas. (Woody Allen, director)

Por último, una investigación de la Universidad de Yale, en Estados Unidos, ha demostrado que el buen sexo, bueno, añadimos nosotros, porque tener mal sexo no tiene sentido y pone de mal humor, ayuda a prevenir la endometriosis, una enfermedad inflamatoria crónica de la mujer.

Si bien es cierto que practicar sexo es una forma de hacer ejercicio en el sentido más estricto de la palabra, sus beneficios no son comparables a los del deporte en general. La mayoría de la gente siempre ha estado convencida de que el sexo era una excelente manera de mantenerse en forma y que era incluso más eficaz que el gimnasio y las dietas para adelgazar.

Un estudio realizado por el Dr. Jamie Feldman, de la Universidad de Minnesota (EE.UU.), demuestra que la actividad sexual implica cierto grado de ejercicio moderado. Pero no es lo mismo que hacer ejercicio moderado durante 30 minutos al día. Mantener relaciones sexuales es muy bueno para el cuerpo y el espíritu, pero no tanto como hacer ejercicio. Los beneficios son menores y muy diferentes. Por supuesto, mantener relaciones sexuales es una forma de gimnasia, sobre todo si se hace correctamente, pero la fatiga no es comparable a la que se realiza en una sesión de entrenamiento.

Así que el deporte y la actividad física no pueden ser sustituidos por lo que se hace bajo las sábanas, que en cualquier caso puede ayudar a mantenerte sano y vital. Por lo general, las personas que practican sexo con regularidad también llevan un estilo de vida mejor, alimentándose de forma más sana y respondiendo a una necesidad que es inherente al ser humano como tal. En cambio, quienes llevan una vida sedentaria y poco vital tienen una libido cada vez menos activa. Un círculo virtuoso en pocas palabras: cuanto más activo eres, más ganas tienes de sexo; cuanto más sexo tienes, más activo te vuelves.

La terapia sexual podría ayudar a muchas parejas a resolver los problemas de las cefaleas recurrentes. Esta tesis está apoyada por Bruno Marcello Fusco, jefe del centro de medicina del dolor del Instituto de Investigación Científica y Tratamiento Neuromed de Venafro (Isernia), según el cual algunos dolores de cabeza están inducidos por tensiones eróticas no expresadas y para las que el sexo puede ser una terapia válida. Fusco llevó a cabo una investigación para buscar la confirmación de su idea, y descubrió que el 45% de las personas analizadas afirmaban tener una actividad sexual normal, mientras que el 13% de la muestra declaraba que sus dolores de cabeza desaparecían durante o inmediatamente después del coito. En otras palabras, el sexo puede ayudar a combatir las cefaleas musculares tensionales porque es una actividad que eleva los niveles corporales de serotonina y dopamina, neurotransmisores capaces de mejorar el estado de ánimo y provocar emociones positivas, además de inducir un estado de relajación psicofísica.

Emmanuele Jannini, coordinador del comité científico de la Sociedad Italiana de Andrología y Medicina de la Sexualidad, sostiene que los datos científicos demuestran que la actividad sexual frecuente y satisfactoria debería prescribirse como medicamento para tratar afecciones psicológicas como la depresión y los problemas de relación y pareja.

Además, es bien sabido que la actividad sexual permite un mejor metabolismo del azúcar en la sangre. Esto se debe a la testosterona, la hormona sexual masculina por excelencia, que puede reducir la resistencia a la insulina, los estados inflamatorios y la masa grasa corporal.

Un estudio revela que el buen sexo es bueno para la salud de los hombres, pero también para la de las mujeres. El trabajo, realizado por la Universidad de Monash (Australia), investigó la relación entre la vida sexual y el bienestar mental y físico de las mujeres. La investigación analizó una muestra de 295 mujeres, con edades comprendidas entre los 20 y los 65 años, que mantenían al menos dos relaciones sexuales al mes. Para medir la relación entre la calidad de la vida sexual y el bienestar general femenino, investigadores australianos pidieron a las mujeres que calificaran su nivel de satisfacción sexual, haciendo las distinciones oportunas entre ya estaban en la menopausia y las que aún eran fértiles. Las mujeres insatisfechas sexualmente revelan una baja vitalidad. Estos datos deberían conducir a tratar estas cuestiones como una parte esencial de la atención médica que debe prestarse a las mujeres, que a menudo se muestran reacias a hablar de estos temas con sus médicos.

En conclusión, existen numerosos estudios que demuestran que la actividad física aumenta el bienestar psicofísico, lo que mejora el rendimiento sexual, que a su vez actúa como terapia o prevención de determinadas enfermedades.

Y es para entrar en este círculo virtuoso que hemos intentado dar una visión general del sexo como deporte. Como en el deporte, también en el sexo, la tríada entrenamiento, rendimiento, rehabilitación es fundamental para un camino que nos permita alcanzar el máximo bienestar psicofísico y mantenerlo o recuperarlo en el tiempo.

Existe un círculo virtuoso en el deporte (pero también en el sexo): cuanto más te diviertes, más te entrenas; cuanto más te entrenas, mejor te vuelves; cuanto mejor te vuelves, más te diviertes. (Pancho Gonzales, tenista)

EN RESUMEN

El deporte es bueno para el sexo y el sexo es bueno para la salud. Es concebible que más o menos todo el mundo se haya dado cuenta de cómo la actividad sexual es capaz de provocar una sensación general de bienestar.

Numerosas pruebas científicas confirman que el sexo también puede ser terapéutico. Menos ansiedad y depresión, pérdida de peso, menor riesgo de infarto, mayor inmunidad a las enfermedades y longevidad.

Estudios recientes han demostrado que el aumento de los niveles de oxitocina, una hormona que se libera durante el orgasmo, alivia este tipo de molestias, así como los calambres y el dolor muscular en general. El sexo también ayuda a reducir el estrés, razón por la cual muchos hombres, pero también mujeres, se quedan dormidos después del sexo.

Numerosos estudios demuestran que la actividad física mejora el bienestar psicofísico, lo que a su vez mejora el rendimiento sexual, que a su vez actúa como terapia o prevención de determinadas enfermedades.

Como en el deporte, también en el sexo la tríada, entrenamiento, rendimiento, rehabilitación es fundamental para un camino que nos permita alcanzar el máximo bienestar psicofísico y mantenerlo o recuperarlo en el tiempo.

Quienes practican sexo con regularidad suelen seguir también un mejor estilo de vida, comiendo más sano y cuidándose, satisfaciendo una necesidad inherente al ser humano como tal. Los que llevan una vida sedentaria y poco vital, por el contrario, tienen una libido cada vez menos activa. Un círculo virtuoso en pocas palabras: cuanto más activo eres, más sexo quieres, cuanto más sexo tienes, más activo te vuelves.

CONCLUSIONES

Incluso el peor libro tiene una página buena: la última. (John Osborne, dramaturgo)

Incluso un reloj parado dos veces al día da la hora correcta. (Anónimo)

Llegamos a la recta final. Es necesario llegar a una conclusión, ya que no sería apropiado dejar el tema sin resolver en un asunto tan candente.

Hemos intentado tratar el tema del sexo como deporte de la forma más exhaustiva posible, basándonos en los datos establecidos en el campo de la medicina deportiva y trasladándolos a la esfera sexual. Este breve tratado de medicina deportiva aplicada al sexo, consistente en el entrenamiento y la rehabilitación, pretende ser un primer paso hacia una visión diferente del tema sexual, que, naturalmente, necesita más investigación y estudios que puedan aportar una confirmación experimental de este planteamiento.

Es posible, por supuesto, que quienes quieran emprender el modelo de formación propuesto encuentren inicialmente algunas dificultades, pero no se preocupen, con un poco de paciencia y aplicación es posible confeccionar un programa personalizado que no tardará en dar sus frutos.

Nuestros objetivos deben estar ligeramente fuera de nuestro alcance sin estar fuera de la vista. En este sentido, recurriendo una vez más al campo de la medicina deportiva, queremos subrayar el concepto de mentalidad ganadora. Sin entrar en las especificidades de la psicología deportiva, solo queremos mencionar cómo el éxito en el rendimiento requiere características como ser consciente de las propias posibilidades aunque sean limitadas; no depender demasiado de la aprobación de los demás; vivir la competición como un acontecimiento emocionante y agradable; estar constantemente orientado al presente; considerar las situaciones adversas como parte de la realidad sin dramatizarlas; ser capaz de seleccionar los estímulos relevantes en la situación de competición; prever y planificar en la medida de lo correcto y posible los acontecimientos de la competición; ser capaz de esperar sin sacar conclusiones antes de que acabe la competición; ser capaz de capitalizar los éxitos y los fracasos en términos de experiencia.

Y los fracasos a veces pueden dificultar nuestro camino por situaciones reales vinculadas a posibles disfunciones, enfermedades, fracasos en la actividad sexual entendida como actividad deportiva. Pero no te preocupes, el primer paso para superar las dificultades es tomar conciencia de ellas, conocerlas y saber avanzar en la dirección correcta, satisfechos con los resultados obtenidos sin excluir la posibilidad de mejorar mediante una adecuada rehabilitación.

La edad avanzada, la aparición de patologías orgánicas y metabólicas, la presencia de trastornos alimentarios y psicológicos pueden, sin duda, repercutir negativamente en la esfera sexual, pero una adecuada actividad física y deportiva dirigida puede, sin duda, contribuir de forma importante, junto con otras terapias adecuadas, a conseguir mejoras importantes y recuperar una vida sexual satisfactoria incluso en situaciones relativamente complejas.

Así pues, parece que puede crearse un círculo virtuoso beneficioso entre el deporte, el bienestar psicofísico, el sexo y la salud con un mecanismo en cascada. Numerosos estudios demuestran que la actividad física aumenta el bienestar psicofísico, lo que mejora el rendimiento sexual, que a su vez actúa como terapia o prevención de ciertas enfermedades.

Para entrar en este círculo virtuoso, hemos intentado dar, entre lo serio y lo jocoso, una imagen exhaustiva de lo que pueden ser las situaciones más frecuentes en las que intervenir con una actividad física adecuada, entendida como verdadero entrenamiento para los partidos más importantes y rehabilitación para los fracasos más embarazosos.

Por supuesto, en nuestro planteamiento del sexo como deporte, la actividad sexual satisfactoria, para llegar a serlo, debe basarse en el principio del placer por encima del rendimiento. Una vez establecida la duración ideal del abrazo ideal, cada uno debe discutir lo que considera satisfactorio para sí mismo.

En general, sin embargo, puede decirse que la duración no es importante, ya que hacer el amor no es una competición, sino un momento de fusión entre dos cuerpos. Lo importante no es cuánto dura uno, sino lo que es capaz de dar en términos de satisfacción y emociones a su pareja y que ambos disfruten de la experiencia.

Como decíamos en el prefacio, ha *pasado la noche* y pensamos con alegría". Imaginamos nuestro libro *el sexo como un deporte que* descansa en tu mesilla, junto a tu cama, acompañándote y tranquilizándote. Un cómplice silencioso y fiel cuyo único objetivo es despertar tu curiosidad y descubrirte rincones ocultos que pueden ayudarte a vivir la actividad sexual con mayor conciencia y satisfacción.

El viaje que así hemos emprendido se ha salpicado deliberadamente de información, consejos, trivialidades, píldoras de sabiduría y esa pizca de ironía y ligereza que nunca debe faltar al tratar un tema tan complejo y vital para nuestra vida cotidiana. Sin embargo, no hay que darle demasiada importancia si a veces se sale de los parámetros estadísticos nacionales.

En Italia, una persona soltera tiene relaciones sexuales una media de 108 veces al año, cinco más que en el resto del planeta, que es como decir nueve relaciones al mes, dos a la semana. Y poco importa que tu pareja tenga cifras superiores. No te desmoralices.

Nunca debes olvidar, y lo hemos repetido varias veces en esta obra, que esto no es un manual de "hágalo usted mismo", sino de un estudio donde se mezcla el conocimiento con la práctica.

Nunca deje de dejarse guiar en este maravilloso viaje llamado sexo por médicos y profesionales capacitados. Solo te queda elegir una pareja que, esperamos, tenga el mismo espíritu, alegría y entusiasmo que tú.

Somos conscientes de la seriedad del tema, pero también de que cuando empezamos a ser demasiado serios nos arriesgamos a convertirse en aburrido. Como el sentido del humor es un signo de nuestro deseo de libertad, nos gustaría concluir nuestra digresión, deseando que lo que hemos expuesto en teoría pudiera tener el consuelo de la práctica. Si un gramo de aplicación vale más que una tonelada de abstracción... manos a la obra.

Oscar Wilde decía que el secreto para mantenerse joven reside en tener una pasión desenfrenada por el placer, y Remy de Gourmont afirmaba que de todas las aberraciones sexuales, la más aberrante es la castidad.

Nos gustaría decir que la abstinencia es algo bueno siempre que se practique con moderación, entre una relación y otra.

Cuando la rueda de la pasión gira, no se necesita ningún manual ni regla. (Kama Sutra)

GLOSARIO

A

ACLIMATACIÓN: adaptación fisiológica producida por la exposición continuada a condiciones climáticas particulares

ACONDICIONAMIENTO: aumento de la capacidad energética de un músculo, obtenido mediante la realización de un programa de ejercicios.

ADENOSINTIFROSFATO: compuesto químico complejo formado a expensas de la energía liberada por los alimentos. Se almacena en todas las células y, en particular, en las células musculares. La célula solo puede realizar trabajo utilizando la energía liberada por la ruptura de los enlaces de alta energía de este compuesto.

AEROBICO: proceso químico que solo tiene lugar en presencia de oxígeno molecular.

AGONISTA: músculo que realiza una acción de movimiento articular contra un músculo que realiza la acción contraria (ANTAGONISTA).

AHORRO DE GLUCÓGENO: menor utilización del glucógeno cuando se utilizan otras fuentes de energía (grasas, proteínas) para la actividad física

ALVEOLOS: finos sacos terminales de las vías respiratorias pulmonares en los que tiene lugar el intercambio gaseoso.

AMFETAMINA: droga preparada sintéticamente que estimula el sistema nervioso central.

AMINOÁCIDOS: elementos constituyentes de proteínas, caracterizados químicamente por un grupo amina y un grupo ácido

ANABOLIZANTE: que estimula el crecimiento de tejidos favoreciendo la síntesis de proteínas

ANAEROBICO: proceso químico que tiene lugar en ausencia de oxígeno molecular

ANEMIA: disminución de los glóbulos rojos o de la cantidad de hemoglobina.

ANTIOXIDANTES: compuestos como la vitamina C o E que bloquean la oxidación de las membranas celulares.

ANTROPOMETRÍA: medición de las dimensiones y proporciones del cuerpo humano.

AYUDA ERGOGÉNICA: cualquier factor que aumente el rendimiento o las prestaciones.

AZUFRE: elemento mineral importante en el metabolismo de las proteínas, las enzimas, los anticuerpos, la piel y el cabello.

B

BETA-OXIDACIÓN: serie de reacciones químicas por las que una molécula de ácido graso se descompone en moléculas más simples que pueden entrar en los ciclos energéticos.

BIA: análisis de bioimpedancia corporal para la evaluación de su composición

BIENESTAR: situación de bienestar psicofísico y actitud mental y espiritual positiva.

BIOMECÁNICA: estudio de los aspectos mecánicos del movimiento físico de los seres vivos

BRADICARDIA: descenso de la frecuencia cardiaca por debajo de los valores normales

C

CAFEÍNA: sustancia química contenida en el café, el té y los refrescos de cola, que estimula el sistema nervioso central y vegetativo.

CALAMBRES POR CALOR: contracciones musculares dolorosas provocadas por una exposición prolongada al calor ambiental.

CALCIO: elemento mineral importante en la formación de los huesos y en el mecanismo de contracción muscular.

CALENTAMIENTO ATLETICO: ejercicio de baja intensidad utilizado para calentar los músculos o estirarlos antes de un esfuerzo intenso.

CALOR: unidad de energía equivalente a la cantidad de calor necesaria para elevar un grado centígrado la temperatura de un gramo de agua.

CAPACIDAD FUNCIONAL RESIDUAL (CFR): volumen de aire que permanece en los pulmones tras una espiración tranquila

CAPACIDAD INSPIRATORIA (CI): volumen máximo de aire que puede inspirarse al final de una espiración tranquila.

CAPACIDAD PULMONAR TOTAL(CPT): volumen de aire contenido en los pulmones al final de una inspiración máxima

CAPACIDAD VITAL (CV): volumen máximo de aire que puede exhalarse tras una inspiración máxima.

CAPILAR: vasos de pequeño calibre a través de los cuales se producen los intercambios de sustancias entre los tejidos y la sangre.

CARBOHIDRATOS: compuestos químicos cuya molécula está formada por carbono, hidrógeno y oxígeno. Esenciales para la nutrición humana (azúcares, almidones, etc.).

CARGA MÁXIMA DE REPETICIONES (MR): la carga máxima que un grupo muscular puede levantar durante un número determinado de repeticiones

CATABOLISMO: etapas del metabolismo en las que las sustancias químicas complejas se degradan progresivamente hasta convertirse en sustancias más simples.

CATECOLAMINAS: compuestos con acción simpaticomimética que incluyen la adrenalina y la noradrenalina con efectos predominantemente excitatorios

CHOQUE MUSCULAR: breve período de contracción de un músculo, seguido de una liberación en respuesta a un único estímulo nervioso

CICLO CÁRDIACO: ciclo de contracción (sístole) y posterior relajación (diástole) del músculo cardiaco.

COCAÍNA: alcaloide derivado de las hojas de Erythroxylon Coca, estimulante del sistema nervioso, utilizado como droga de abuso.

COCIENTE RESPIRATORIO: relación entre el volumen de dióxido de carbono producido en un intervalo de tiempo determinado y el volumen de oxígeno consumido en el mismo periodo.(VCO_2/VO_2)

CONDUCCIÓN: transferencia de calor entre objetos que están en contacto directo y tienen temperaturas diferentes

CONSUMO DE OXÍGENO (VO_2): cantidad de oxígeno consumido en la unidad de tiempo

CONTRACCIÓN CONCÉNTRICA o dinámica: contracción de un músculo acompañada de su acortamiento.

CONTRATACIÓN EXCÉNTRICA: contracción de músculo acompañada de su alargamiento con desarrollo de tensión

CONTRACCIÓN ISOCINÉTICA: contracción en la que el músculo, acortándose a velocidad constante, desarrolla una tensión máxima durante toda la extensión del movimiento

CONTRACCIÓN ISOMÉTRICA o estática: contracción en la que el músculo desarrolla tensión sin modificar su longitud.

CONTRACCIÓN ISOTÓNICA: contracción en la que el músculo se acorta, desarrollando una tensión constante.

CONVENCIÓN: transferencia de calor conseguida por el movimiento masivo de moléculas calentadas de una sustancia en estado líquido o gaseoso.

CORTISONA: hormona extraída de la corteza suprarrenal con propiedades antiinflamatorias

D

DEUDA DE OXÍGENO: cantidad de oxígeno consumida en exceso durante el esfuerzo físico en comparación con la cantidad necesaria en estado de reposo. Esta deuda se paga durante el reposo mediante una fase rápida (deuda láctea) para la resíntesis de ATP y CP en los músculos, y mediante una fase lenta (deuda láctea) para la eliminación del ácido láctico de la sangre.

DESHIDRATACIÓN: afección debida a una pérdida excesiva de agua corporal

DIASTOLE: Fase de relajación del ciclo cardíaco.

DIFERENCIA ARTERO-VENOSA DE O_2 : diferencia de contenido de oxígeno entre la sangre arterial y la venosa.

E

EFICIENCIA: relación, expresada en porcentaje, entre el trabajo producido y el gasto energético necesario para obtenerlo.

EJERCICIO: forma de actividad física estructurada utilizada para aumentar un rendimiento específico.

ELECTROCARDIOGRAMA: registro de la actividad eléctrica del corazón

ELECTROLITO: sustancia que se ioniza en solución

ENDOCRINO: se refiere al sistema de glándulas que producen hormonas liberándolas directamente en el torrente sanguíneo.

ENDORFINA: sustancias naturales producidas por el cerebro que reducen el dolor y aumentan el estado de ánimo.

ENDOTELIO: tejido formado por células que tiene la función de revestir el interior de las paredes del corazón, los vasos sanguíneos y los vasos linfáticos.

ENERGÍA: capacidad para realizar un trabajo

ENFRIAMIENTO ATLETICO: periodo de fatiga muscular gradual tras un esfuerzo intenso.

ENTRENAMIENTO: programa de ejercicios destinado a preparar a un atleta para un evento en particular. Someter al físico a sesiones repetidas de ejercicio con intervalos de recuperación para aumentar la capacidad de tolerar cargas de trabajo más elevadas.

ENTRENAMIENTO EN CIRCUITO :serie de ejercicios que se realizan uno tras otro con una breve pausa de descanso

ENTRENAMIENTO POR INTERVALOS: sesión de ejercicio en la que se varía la intensidad y la duración alternando ejercicios más pesados y más ligeros

ENZIMA: compuesto que acelera las reacciones químicas

ESPECIFICIDAD DEL ENTRENAMIENTO: principio que guía la formulación de un programa de entrenamiento dedicado a perfeccionar una actividad específica y a reforzar el sistema energético implicado en ella.

ESPIRÓMETRO:contenedor metal usado para recoger, almacenar y medir el volumen de gas exhalado o inhalado

ESTADO ESTABLE: período durante el cual una función fisiológica permanece constante (estado estacionario)

ESTEROIDES: clase de hormonas a la que pertenecen la testosterona y los derivados con propiedades virilizantes y anabolizantes.

ESTIMULACIÓN: toda acción o influencia de un agente que modifica la actividad de un sustrato

ESTIRAMIENTO: estiramiento de un músculo hasta la extensión máxima, movimiento de una articulación hasta los grados máximos

ESTRÉS: respuesta psicofísica general de un individuo a estímulos internos o externos que tienden a perturbar su equilibrio u homeostasis.

ESTRÉSORES: cualquier elemento que produce un estímulo e induce una respuesta adaptativa.

ESTROGENO: hormona sexual femenina

EVAPORACIÓN: conversión de un líquido o sólido en vapor.

EXCITACIÓN: respuesta de un sustrato biológico a un estímulo

F

FATIGA: estado de malestar y disminución de la eficacia física debido a un trabajo excesivo en intensidad y duración.

FARMA: sustancia química que se administra para curar o prevenir una enfermedad, o para mejorar el bienestar físico y mental.

FIBRA DE CHOQUE LENTO (ST): fibra muscular caracterizada por un tiempo de contracción lento, adecuada para actividades de baja potencia y larga duración.

FIBRA DE CHOQUE RÁPIDO (FT): fibra muscular caracterizada por un tiempo de contracción rápido, adecuada para actividades de gran potencia

FITNESS: término que indica un estado de bienestar consistente en un nivel óptimo de fuerza, flexibilidad, control del peso y capacidad respiratoria y cardiovascular, acompañado de un estado mental positivo.

FLEXIBILIDAD: amplitud de movimiento de una articulación

(flexibilidad estática) oposición o resistencia de una articulación al movimiento (flexibilidad dinámica)

FOSFATO DE CREATINA (CP): compuesto orgánico que se encuentra en las fibras musculares y que se utiliza en la producción de ATP.

FRECUENCIA MÁXIMA: la frecuencia cardiaca máxima que puede alcanzar un individuo.

FUERZA MÁXIMA: fuerza máxima que puede ejercer un músculo o grupo muscular contra una resistencia FÓSFORO: elemento mineral importante en la formación de huesos y dientes, así como en la formación de moléculas de energía ATP.

G

GASTO CARDÍACO: cantidad de sangre bombeada por cada ventrículo durante un minuto.

GLICÓGENO: azúcar complejo, es la forma en la que se almacena la glucosa en los músculos y el hígado.

GLUCÓLISIS: degradación del glucógeno, puede tener lugar en presencia de oxígeno (glucólisis aeróbica) o en ausencia de oxígeno (glucólisis anaeróbica), el producto final es el suministro de energía.

GOLPE DE CALOR: trastorno causado por la exposición prolongada al calor, caracterizado por temperatura corporal elevada, piel seca y caliente, alteraciones de la conciencia

GRASAS: compuestos químicos formados principalmente por glicerol y ácidos grasos.

H

HEMOGLOBINA (Hb): molécula proteica compleja que fija, transporta y libera oxígeno en los glóbulos rojos.

HIPERPNEA: aumento de la ventilación pulmonar con o sin aumento de la frecuencia respiratoria.

HIPERPLASIA: aumento del número de células en un tejido orgánico.

HIPERTENSIÓN: aumento de la presión arterial

HIPERTERMIA: aumento de la temperatura corporal por encima de lo normal.

HIPERTROPÍA: aumento del tamaño de una célula o de un órgano

HIPERVOLEMIA: aumento del volumen sanguíneo

HIPERVOLEMIA: aumento del volumen sanguíneo

HIPOXIA: falta relativa de oxígeno debido a una presión parcial reducida.

HIPOTENSIÓN: reducción de la presión arterial

HORMONA: sustancia química segregada al torrente circulatorio por una glándula endocrina, que tiene un efecto específico sobre las actividades de otras células, tejidos y órganos.

HUMEDAD ATMOSFÉRICA: presencia de vapor de agua en el aire

I

IMC: índice de masa corporal: índice de masa corporal expresado como la relación entre el peso en kilogramos y el cuadrado de la estatura en centímetros

INSULINA: hormona peptídica segregada por las células beta del páncreas. Su función es aumentar la capacidad de los órganos, en particular el hígado y los músculos, para utilizar la glucosa

ION: partícula química con carga eléctrica.

J

JOGGING: término utilizado para designar la carrera lenta (alrededor de 7 minutos por kilómetro).

JOULE: medida de trabajo o energía (igual a 0,00024 calorías)

K

KILOCALORIA (Kcal): cantidad de energía necesaria para elevar un grado centígrado la temperatura de un kilogramo de agua

KINESIOLOGÍA: estudio de los movimientos mùsculo esqueléticos del cuerpo humano

M

MAGNESIO: elemento mineral importante para la síntesis de proteínas, la producción de energía y la contracción muscular.

MARIJUANA: alcaloide derivado del Cannabis Sativa con propiedades psicodélicas.

MÁXIMO CONSUMO DE OXÍGENO (VO_2 max): máxima cantidad de oxígeno que se puede consumir en un minuto

MET (Equivalente Metabólico): Unidad de medida del gasto energético humano. Corresponde a la cantidad de oxígeno necesaria por minuto en estado de reposo absoluto. (3,5 ml de O_2 por kg por minuto).

METABOLISMO: conjunto de reacciones químicas que tienen lugar en el organismo.

MÚSCULO: tejido formado por fibras organizadas en bandas que, al contraerse, permiten el movimiento.

N

NEUROMODULADOR: sustancia segregada naturalmente por el cerebro, que actúa como neurotransmisor modulando la actividad de las células nerviosas

NICOTINA: alcaloide del tabaco, estimulante del sistema nervioso central y potente vasoconstrictor

NOMOGRAMA: gráfico que permite determinar el valor de una variable cuando se conocen los valores de dos variables independientes

NORADRENALINA: hormona secretada por la porción medular de las glándulas suprarrenales que tiene efectos sobre el corazón los vasos sanguíneos, el metabolismo y el sistema nervioso

NUTRIENTES: todas las sustancias que producen energía, favorecen el crecimiento y la reparación de los tejidos o regulan los procesos metabólicos del cuerpo humano.
Convencionalmente, se dividen en macronutrientes (agua, proteínas, hidratos de carbono, grasas) y micronutrientes (vitaminas, minerales y oligoelementos).

NUTRICIÓN: ciencia que estudia los alimentos y sus interacciones con el cuerpo humano.

O

OBESIDAD: acumulación excesiva de tejido adiposo en el organismo

P

PERINEO: complejo de partes blandas que cierran el orificio inferior de la pelvis, formando una especie de diafragma, atravesado posteriormente por el extremo del tubo digestivo y anteriormente por el tubo urogenital.

POTASIO: elemento mineral importante en el metabolismo celular como principal ion intracelular.

POTENCIA: cantidad de trabajo realizado en la unidad de tiempo

PRESIÓN: fuerza por unidad de superficie

PRESIÓN BAROMÉTRICA: fuerza ejercida por unidad de superficie por la atmósfera sobre la tierra.

PRESIÓN HIDROSTÁTICA: fuerza por unidad de superficie ejercida por una columna de agua de una altura determinada.

PRESIÓN PARCIAL: presión ejercida por un solo gas en una mezcla.

PRESIÓN SANGUÍNEA: la fuerza que empuja y hace fluir la sangre a través del sistema circulatorio.

PRINCIPIO DE DESUSO: en relación con el ejercicio, la falta de uso de un sistema produce atrofia y disminuye su eficacia

PRINCIPIO DE ESPECIFICIDAD: el entrenamiento debe ser específico para el sistema energético y la actividad que se desea mejorar.

PRINCIPIO DE PROGRESIÓN: en relación con el ejercicio cuando se realiza una progresión gradual de la intensidad de la carga

PRINCIPIO DE RECUPERACIÓN: proporciona una pausa entre un ejercicio y el siguiente para optimizar el desarrollo muscular

PRINCIPIO DE SOBRECARGA: Aumento progresivo de la carga de trabajo paralelo a la mejora de la capacidad física durante un entrenamiento.

PROTEÍNA: compuesto orgánico formado por aminoácidos.

Q

QUETONAS: producto intermedio del metabolismo de las grasas

R

RDA :nivel de ingesta recomendada de nutrientes (LARN)

RADIACIÓN TÉRMICA: transferencia de calor por ondas electromagnéticas

REESTRUCTURACIÓN DEL EJERCICIO: realización de una actividad física ligera durante el periodo de recuperación de un ejercicio.

RESERVA DE FRECUENCIA CARDIACA (RFC) diferencia entre frecuencia cardiaca en reposo y frecuencia cardiaca máxima

RESISTENCIA: capacidad de continuar un ejercicio durante un largo periodo de tiempo.

RESISTENCIA CARDIO RESPIRATORIA: capacidad de los pulmones para captar y del corazón para transportar cantidades adecuadas de oxígeno a los músculos en acción para mantener una actividad a largo plazo

RESISTENCIA MUSCULAR: capacidad de un músculo para realizar contracciones repetidas contra una carga durante largos periodos de tiempo

S

SARCOPENIA: pérdida de masa y fuerza muscular relacionada con la edad.

SELENIO: elemento mineral con capacidades antioxidantes

SERIE: en un programa de entrenamiento, grupo de ejercicios intercalados con pausas de descanso.

SISTEMA ENERGÉTICO: sistema metabólico constituido por una serie de reacciones químicas que, al liberar energía, conducen a la formación de ATP.

SISTOLE: fase de contracción, con vaciado de los ventrículos durante el ciclo cardiaco.

SOBREENTRENAMIENTO: entrenamiento excesivo que produce traumatismos, pérdida de peso, insomnio, anorexia, depresión, fatiga muscular crónica y dificultad de recuperación.

SODIO: elemento mineral, principal catión extracelular del cuerpo humano

SOLUCIÓN: mezcla de disolvente y soluto: se dice que es isotónica si tiene la misma presión osmótica que la presión de referencia, hipertónica o hipotónica si la presión osmótica es mayor o menor respectivamente.

SUPLEMENTO: cualquier sustancia administrada por vía enteral o parenteral que tenga una función energética o sea un estímulo de crecimiento o metabólico para el cuerpo humano.

T

TAQUICARDIA: aumento de la frecuencia cardiaca

TASA METABÓLICA BASAL: energía gastada para mantener todas las actividades físicas y bioquímicas del organismo.

TENDÓN: banda de tejido fibroso y colágeno que une los músculos a los huesos.

TESTOSTERONA: hormona sexual masculina producida por los testículos

TONO: resistencia al estiramiento de un músculo relajado en reposo

TRABAJO: aplicación de una fuerza que produce un desplazamiento

TRAINING: sistema de entrenamiento con pesas que utiliza repeticiones lentas y movimientos explosivos con cargas elevadas.

TRIGLICÉRIDOS: compuestos orgánicos formados por la combinación de glicerol con ácidos grasos.

TÚNICA ALBUGINEA: revestimiento fibroso de los cuerpos cavernosos del pene.

U

UMBRAL ANAERÓBICO: intensidad de la carga de trabajo o valor de consumo de oxígeno a partir del cual se desencadena el metabolismo anaeróbico.

UNIDAD MOTORA: conjunto formado por una neurona motora y las fibras musculares que inerva.

V

VASOCONSTRICCIÓN: disminución de diámetro de a vaso sanguíneo

VASODILATACIÓN: aumento del diámetro de un vaso sanguíneo

VENTILACIÓN ALVEOLAR: volumen de aire que llega a los alvéolos en el transcurso de un minuto.

VITAMINAS: compuestos orgánicos que el organismo no puede sintetizar y cuya introducción a través de la dieta es esencial para que el organismo funcione correctamente.

VOLUMEN CORRIENTE (VT): volumen de aire inspirado o espirado con cada acto respiratorio.

VOLUMEN DE DESCARGA SISTÉMICA (VS): la cantidad de sangre expulsada de un ventrículo cardiaco en cada latido.

VOLUMEN DE RESERVA ESPIRATORIA (VRE): el volumen
máximo de aire que puede exhalarse al final de una espiración tranquila

VOLUMEN DE RESERVA INSPIRATORIA (VRI): el volumen máximo de aire que puede inhalarse al final de una inspiración tranquila

VOLUMEN DIASTÓLICO cantidad de sangre que es se encuentra en el ventrículo al final de la diástole

VOLUMEN RESIDUAL (VR): volumen de aire que queda en los pulmones al final de una espiración máxima.

W

WATT: unidad de medida de la potencia

Z

ZINC: elemento metálico presente en trazas en el cuerpo humano con un papel en la síntesis de proteínas, la contractilidad muscular, la síntesis de ADN y la formación de insulina.